中医临床必读丛书

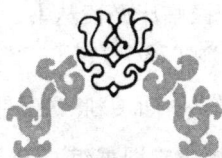

汉·张仲景　述
晋·王叔和　撰次
钱超尘　郝万山　整理

伤寒论

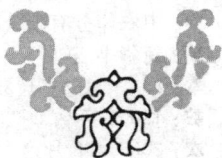

人民卫生出版社

图书在版编目（CIP）数据

伤寒论/汉·张仲景述　钱超尘等整理.—北京：人民卫生出版社，2005.4

（中医临床必读丛书）

ISBN 978-7-117-06724-9

Ⅰ. 伤…　Ⅱ.①张…②钱…　Ⅲ. 伤寒论　Ⅳ. R222.2

中国版本图书馆 CIP 数据核字（2005）第 021411 号

门户网：**www. pmph. com**　　出版物查询、网上书店
卫人网：**www. ipmph. com**　　护士、医师、药师、中医
　　　　　　　　　　　　　　　师、卫生资格考试培训

中医临床必读丛书
伤　寒　论

述　　者：汉·张仲景
整　　理：钱超尘　郝万山
出版发行：人民卫生出版社（中继线 010-59780011）
地　　址：北京市朝阳区潘家园南里 19 号
邮　　编：100021
E - mail：pmph @ pmph. com
购书热线：010-59787592　010-59787584　010-65264830
印　　刷：中农印务有限公司
经　　销：新华书店
开　　本：850×1168　1/32　　印张：7.25
字　　数：130 千字
版　　次：2005 年 8 月第 1 版　2025 年 1 月第 1 版第 50 次印刷
标准书号：ISBN 978-7-117-06724-9/R·6725
定　　价：13.00 元

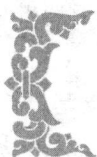

出版者的话

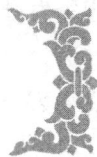

中医要发展创新,提高临床疗效是必由之路。而提高临床疗效的捷径,就是继承前人宝贵的诊疗理论和丰富的临床经验。古今大凡著名医家,无不是在熟读古籍,继承前人经验的基础上而成为一代宗师的。厚积薄发,由博返约,是读书成才的必然过程。步入 21 世纪,中医的发展与创新仍然离不开继承,而继承的第一步必须是熟读中医古籍,奠定基础。这好比万丈高楼,筑基必坚;参天大树,扎根必深。

为了在新世纪进一步发展中医,提高中医临床疗效水平,针对目前中医现状,国家中医药管理局启动了"优秀中医临床人才研修项目"。该计划首批精选培养名中医 200 名左右,期望在新世纪再培养一大批中医临床大家,为我国人民的医疗保健再做贡献。做临床,必读古籍;做名医,更需要熟悉古籍并能灵活应用。为了适应中医临床人才培养计划,我们从"优秀中医临床人才研修项目"必读书目中精选了中医各科必读的 20 种重点古籍,重加整理出版,编成《中医临床必读丛书》。本丛书所选精当,涵盖面广,多为历代医家推崇,尊为必读经典著作,在中医学发展的长河中,占有重要的学术地位。

本次整理突出了以下特点:①力求原文准确,每种医籍均由各科专家遴选精善底本,加以严谨校勘,为读者提供精确的原文。②原则上只收原文,不作校记和注释,旨在使读者在研

1

习之中渐得旨趣,体悟真谛。③每书撰写了导读,介绍该书的作者生平、成书背景、学术特点,及对临床的指导意义以及如何学习运用等内容,提要钩玄,以启迪读者。为便于读者检索,书后附以索引。

期望本丛书的出版,能真正起到读古籍,筑根基,做临床,提疗效的作用,有助于中医临床人才的培养和成长,以推动我国中医药事业的发展与创新。

人民卫生出版社

2005 年 3 月

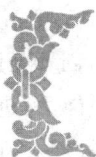

序

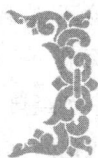

中医药学是具有中国特色的生命科学,是科学与人文融合得比较好的学科,在人才培养方面,只要遵循中医药学自身发展的规律,只要把中医理论知识的深厚积淀与临床经验的活用有机的结合起来,就能培养出优秀的中医临床人才。

近百余年西学东渐,再加上当今市场经济价值取向的作用,使得一些中医师诊治疾病,常以西药打头阵,中药作陪衬,不论病情是否需要,一概是中药加西药。更有甚者不切脉、不辨证,凡遇炎症均以解毒消炎处理,如此失去了中医理论对诊疗实践的指导,则不可能培养出合格的中医临床人才。对此,中医学界许多有识之士颇感忧虑而痛心疾首。中医中药人才的培养,从国家社会的需求出发,应该在多种模式多个层面展开。当务之急是创造良好的育人环境。要倡导求真求异,学术民主的学风。国家中医药管理局设立了培育名医的研修项目,首先是参师襄诊,拜名师制订好读书计划,因人因材施教,务求实效。论其共性则需重视"悟性"的提高,医理与易理相通,重视易经相关理论的学习;还有文献学、逻辑学,生命科学原理与生物信息学等知识的学习运用。"悟性"主要体现在联系临床,提高思想思考思辩的能力,破解疑难病例获取疗效。再者是熟读一本临证案头书,研修项目精选的书目可以任选,作为读经典医籍研修晋阶保底的基本功。第二是诊疗环境,我建议城市与乡村、医院与诊所、病房与门诊可以兼顾,总以多临证多

1

研讨为主。若参师三五位以上,年诊千例以上,必有上乘学问。第三是求真务实,"读经典做临床"关键在"做"字上苦下功夫,敢于置疑而后验证、诠释进而创新,诠证创新自然寓于继承之中。

中医治学当溯本求源,古为今用,继承是基础,创新是归宿,认真继承中医经典理论与临床诊疗经验,做到中医不能丢,进而才是中医现代化的实施。厚积薄发、厚今薄古为治学常理。所谓勤求古训、融汇新知,即是运用科学的临床思维方法,将理论与实践紧密联系,以显著的疗效、诠释、求证前贤的理论,寓继承之中求创新发展,从理论层面阐发古人前贤之未备,以推进中医学科的进步。

综观古往今来贤哲名医均是熟谙经典,勤于临证,发遑古义,创立新说者。通常所言的"学术思想"应是高层次的成就,是锲而不舍长期坚持"读经典做临床"在取得若干鲜活的诊疗经验的基础上,应是学术闪光点凝聚提炼出的精华。笔者以弘扬中医学学科的学术思想为己任而决不敢言自己有什么学术思想,因为学术思想一定要具备有创新思维与创新成果,当然是在继承为基础上的创新;学术思想必有理论内涵指导临床实践,能以提高防治水平;再者学术思想不应是一病一证一法一方的诊治经验与心得体会。如金元大家刘完素著有《素问玄机原病式》,自述"法之与术,悉出《内经》之玄机",于刻苦钻研运气学说之后,倡"六气皆从火化",阐发火热病证脉治,创立脏腑六气病机、玄府气液理论。其学术思想至今仍能指导温热、瘟疫的防治。SARS流行时,运用玄府气液理论分析证候病机,确立治则治法,遣药组方获取疗效,应对突发公共卫生事件造福群众。毋庸置疑刘完素是"读经典做临床"的楷模,而学习历史,凡成中医大家名师者基本如此,即使当今名医具有卓越学术思想者,亦无例外,因为经典医籍所提供的科学原理至今仍是维护健康防治疾病的准则,至今仍葆其青春,因此"读经典做临床"具有重要的现实意义。

值得指出,培养临床中坚骨干人才,造就学科领军人物是当务之急。在需要强化"读经典做临床"的同时,以唯物主义史观学习易经易道易图,与文、史、哲,逻辑学交叉渗透融合,提高"悟性"指导诊疗工作。面对新世纪东学西渐是另一股潮流,国外学者研究老聃、孔丘、朱熹、沈括之学,以应对技术高速发展与理论相对滞后的矛盾日趋突出的现状。譬如老聃是中国宇宙论的开拓者,惠施则注重宇宙中一般事物的观察。他解释宇宙为总包一切之"大一"与极微无内之"小一"构成,大而无外小而无内,大一寓有小一,小一中又涵有大一,两者相兼容而为用。如此见解不仅对中医学术研究具有指导作用,对宏观生物学与分子生物学的链接,纳入到系统复杂科学的领域至关重要。近日有学者撰文讨论自我感受的主观症状对医学的贡献和医师参照的意义;有学者从分子水平寻求直接调节整体功能的物质,而突破靶细胞的发病机制;有医生运用助阳化气,通利小便的方药能同时改善胃肠症状治疗幽门螺旋杆菌引起的胃炎,还有医生使用中成药治疗老年良性前列腺增生,运用非线性方法,优化观察指标,不把增生前列腺的直径作为惟一的"金"指标,用综合量表评价疗效而获得认许,这就是中医的思维,要坚定地走中国人自己的路。

　　人民卫生出版社为了落实国家中医药管理局设立的培育名医的研修项目,把研修项目精选的20种古典医籍予以出版,为我们学习提供了便利条件,只要我们"博学之,审问之,慎思之,明辩之,笃行之",就会学有所得、学有所长、学有所进、学有所成。治经典之学要落脚临床,实实在在去"做",切忌坐而论道,应端正学风,尊重参师,教学相长,使自己成为中医界骨干人才。名医不是自封的,需要同行认可,而社会认可更为重要。让我们互相勉励,为中国中医名医战略实施取得实效多做有益的工作。

王永炎

2005 年 7 月 5 日

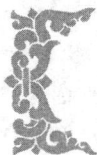

〖 导　读 〗

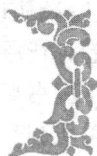

　　汉·张仲景《伤寒论》为现存最早的中医临床医学经典著作，它并不仅仅是局限于外感热病的专著。该书确立的辨证论治基本原则，开拓了中医临证医学的新纪元，成为后世医家诊治疾病的准绳和中医学术发展的源泉之一。在此书的基础上，中医临床各科乃至方剂、药剂、诊断、护理等多方面的研究蓬勃发展。历史上，研究《伤寒论》的著作在千种以上。极大地促进了中医学术的发展，《伤寒论》已经成为历代公认的中医成才的必读之书。

一、《伤寒论》与作者

　　作者张仲景（150～219 年），名机，东汉南阳郡涅阳（今河南南阳邓县境内）人。唐·甘伯宗《名医录》称仲景"官至长沙太守"，故后世又以"长沙"作为仲景或仲景著作的指代。由于张仲景对中医学术发展的特殊贡献，元明以后医学家把他奉为"医中亚圣"乃至"医圣"。

　　张仲景生活在战乱频仍的东汉末年，伤寒病的肆虐为他收集、验证前人防治疾病的经验与方法提供了客观的实践条件和环境。张氏在临证基础上，将医经（重在理论阐述）和经方（经验用方记录）熔为一炉，撰成《伤寒杂病论》，创立了理法方药相结合的辨证论治体系，为中医临床医学乃至中医多学科的发展奠定了基础。唐代及其以后，《伤寒论》被作为历代选拔

医官的必考科目。因此，在中医成才之路上，《伤寒论》应是终生习读的基本读物

《伤寒杂病论》原书含伤寒与杂病两部分。后经晋·王叔和对其残卷进行收集整理编次，集为《伤寒论》10卷（22篇）。至宋校正医书局校定刊印而成定本。本书校点所选底本，乃明代赵开美所刻《仲景全书·翻刻宋版伤寒论》（1599年）。

二、《伤寒论》的主要学术特点及其对临床的指导意义

《伤寒论》是中国医学史上现存最早的一部完整系统的临床医学著作。它以理法方药相结合的方式阐述了多种外感病和许多杂病的辨证论治，并涉及到方剂学、药剂学、护理学等多方面的内容。对中医学术的发展和临床诊疗都有着重要的指导意义。

1. 病证记述生动准确

《伤寒论》忠实于临床实际，客观记录了大量的病证表现。如大结胸证的从心下至少腹硬满而痛不可近；蛔厥证的得食而烦，须臾复止；炙甘草汤证的脉结代，心动悸；热入血室证的胸胁下硬满如结胸状，暮则谵语；虚烦证的反复颠倒，心中懊恼；大柴胡汤证的呕不止，心下急，郁郁微烦……。该书中有关病证的形像生动而又准确明晰的记述，是极其珍贵的中医证候的临床诊断标准。

2. 确立六经辨证体系

《伤寒论》继承了《内经》、《难经》的精华，创立了三阴三阳辨证方法，后世将其简称为六经辨证。六经辨证将错综复杂的外感病证及其合并证、并发证进行了归纳和分类，作为辨证的纲领，论治的依据，使临床有所遵循。六经辨证作为中医辨证论治的诊疗原则，一直沿用不衰，成为中医的特色之一。其后医学家们从六经辨证中提取了八纲分证的内容，进而形成了八纲辨证。而六经辨证中的经证和脏腑证，实际上也是脏腑经

络辨证的一部分内容。后世温病学家提出的卫气营血辨证和三焦辨证，是在充分研究了六经辨证的基础上逐步创立的。六经辨证中也包含有一定的病因辨证和气血津液辨证的内容。可见六经辨证是诸多辨证方法的源泉，对后世许多辨证方法的创立和完善，有着开山意义。

3. 治则与方药运用

《伤寒论》提出了很多中医治疗的基本法则。其中的扶正祛邪、保胃气、存津液、扶阳气，表里缓急分先后等的治疗原则，汗、吐、下、和、温、清、补、消、涩等治疗方法，以及针、药并用法，药、食并用法等等，皆为后世临证治则、治法之圭臬，至今沿用。

张仲景所用方剂，选药精当，组方严谨，疗效可靠，经近两千年的临床实践检验及现代实验研究分析，证实具有极高的临床应用价值。诸如桂枝汤、麻黄汤、大青龙汤、葛根汤类治疗外感病和痹证；麻杏石甘汤、白虎汤、竹叶石膏汤、三承气汤、白头翁汤类治疗多种热病和热证；柴胡剂治疗热病、消化系统病、精神情志病和妇科疾病；炙甘草汤治疗心律失常；泻心汤类治疗心下痞和胃肠功能失调；茵陈蒿汤、麻黄连轺赤小豆汤治疗黄疸性肝炎；大陷胸汤、大柴胡汤、承气汤类治疗多种急腹症；附子汤、四逆汤一类抢救心衰、休克等等，临床都在广泛应用，疗效确切。其中不少方剂不仅在我国已经开发生产为成药，而且在日本、韩国、东南亚，乃至欧洲、澳洲、美洲等都有开发和生产。《伤寒论》当之无愧地被称作"众方之祖"，是方剂学发展的基础。

4. 临床辨证之巧思妙法

《伤寒论》揭示的辨证思维方法和用方的灵巧思路，颇具指导意义和借鉴价值。如"发汗后，不可更行桂枝汤，汗出而喘，无大热者，可与麻黄杏仁甘草石膏汤"，"下后，不可更行桂枝汤，汗出而喘，无大热者，可与麻黄杏仁甘草石膏汤"，其中"汗出而喘"既是本证的主要症状，也是鉴别诊断的着眼点。因为"汗出而喘"就可以除外寒邪闭表，无汗而喘的麻黄汤证；也可以除外表寒里饮，不汗出而咳喘的小青龙汤证。又以"不可更行桂枝汤"除外了中风兼喘，喘而有汗的桂枝加厚朴杏子汤证。以"无大热"（指无阳明里大热里大实）除外了阳明热实迫肺，汗出微喘的大承气汤证。短短的两条原文，运用排除诊断法，把《伤寒论》中的主要喘证都进行了鉴别，这种辨证鉴别的思路很值得借鉴和学习。

仲景用方，更是圆机活法，思路灵活，方法多样，常见的是辨病辨证，据证候用方；抓主症，针对主要症状用方；辨病机，针对病机用方；抓副症，结合辨病机用方等。例如用乌梅丸治疗蛔厥，又治久利，是因其寒热错杂、虚实兼见的病机相同；用小建中汤治疗"伤寒阳脉涩，阴脉弦，法当腹中急痛"，又治疗"伤寒二三日，心中悸而烦"，是因其气血两虚的病机一致。这就是辨病机，针对病机用方的范例，也是"异病同治"的实例。

此外，《伤寒论》中记述的药剂技术、护理知识，也都是值得研究的内容。

三、如何学习应用《伤寒论》

《伤寒论》中的理、法、方、药和辨证论治内容，是最基础的学习内容。为了更好地掌握该书上述内容，必须注意以下几个方面：

一是训词释句，弄通本义。《伤寒论》为汉人所著，因年移代革，其文字含义已经多有变化。搞清其词语的原本准确含义，才能正确理解它的医理。

二是分析病机，研究医理。这是一个知其然而又知其所以然的过程，也是一个高级医师必须掌握的技能，只有懂得疾病、证候、症状、体征出现的机理，知其所以然，才能理解深刻，记得牢固，用得灵活。

三是归纳总结，鉴别对比。《伤寒论》言简意赅，许多内容，或详于前而略于后，或详于后而略于前，或一方的适应证见于多条，或多条综合才能构成完整的一个病证，或数证临床表现近似，或多方药物组成雷同。这就需要对全书内容前后归纳，上下对比，才能从总体上把握证候的鉴别和方剂的应用。

四是上考《内经》、《难经》，旁参《金匮要略》、《神农本草经》。《伤寒论》的理论源于《内经》和《难经》，在研究《伤寒论》的辨证体系和证候病机时，自然要运用到《内经》和《难经》的基础理论。《金匮要略》是《伤寒论》的姐妹篇，有许多内容，或者详于此而略于彼，或者详于彼而略于此，因此在研读《伤寒论》时，有时候需要参考《金匮要略》来了解仲景的本意；在研读《金匮要略》时，常常也要参考《伤寒论》来探求仲景的原旨。《神农本草经》和仲景时代相近，仲景用药的寓意，常在《本经》中可以找到参考答案。

五是熟读默记，娴熟于心。背诵《伤寒论》中的重要原文，几乎是历代名医的基本功之一。"书读百遍，其义自见"，反复诵读利于加深对原文的理解，临床应用时就可以信手拈来，得心应手，减少了"书到用时方恨少"的尴尬。

六是学以致用，验于临证。要想把书本上的东西变成自己的东西，只有通过临床实践，运用了《伤寒论》的理论和方药，治好了某些病证，尝到了甜头，才能使你真正的理解和体会到仲景的深意和《伤寒论》的实用价值，才能真正的变成你自己的知识和经验。这正是"纸上得来终觉浅，绝知此事要躬行"。

七是阅读诸注，深入研习。从成无己第一个为《伤寒论》作注写成《注解伤寒论》之后，阐释《伤寒论》者不下千家。在现代更有大批的研究论文发表。这些论著和论文，或以经解经探究经文原旨，或训诂考据补亡重编大论原文，或阐释伤寒证候的病因病机，或扩大伤寒方剂的应用范围，或新增证候以见疾病谱的历史变化，或新补方剂以疗仲景之未及，从而大大发展丰富了伤寒学术，续写了在这一研究领域的学术发展史，并且形成了不同的学术研究流派。从这些论著论文中汲取营养，是进一步提高理论水平和临床水平的必不可少的途径。

学习方法尽管因人而异，但上述几个阶段或方面却是每个人都要经历的学习过程，不过我们在学习《伤寒论》的基本知识和基本内容的同时，更应当注意学习其在字里行间所揭示的辨证思维方法和用方的灵巧思路。这也是临床医师取之不尽，用之不竭的源泉。

郝万山

2005 年 3 月

整理说明

本书以台湾故宫博物院图书馆所藏明代常熟赵开美于万历二十七年（1599）所刻《伤寒论》为底本。北京图书馆原藏此书，抗战前转移至台湾，今存缩微胶卷。赵开美本逼真北宋元祐三年小字本《伤寒论》原貌，故通称赵开美本为宋本《伤寒论》。

本书以北京图书馆所藏缩微胶卷及中国中医研究院图书馆所藏宋本《伤寒论》为主校本，以日本国立公文书馆内阁文库所藏宋本《伤寒论》（原藏枫山秘府）为参校本，以刘渡舟主编宋本《伤寒论校注》（人民卫生出版社1991年版）为旁校本。

本书为白文本《伤寒论》，目的是为研治《伤寒论》者提供一个版本可靠、文字准确无误的读物，本书尤适合初学《伤寒论》者使用。

台湾故宫博物院本、中国中医研究院图书馆藏本、日本内阁文库本三书虽同为赵开美刊刻本，仔细校读之，文字每有小异，其致异原因，见本书《后记》。凡文字相异而无关大义者，不加校勘；凡文字相异而与内容相关者，简加校勘。

本书无医理之阐释，无字义之训诂，然于相沿之讹字必简加校勘，凡所勘误，皆有日本内阁文库本、台湾故宫博物院本、北京国家图书馆缩微胶卷本、中国中医研究院本、1856年日本崛川济翻刻之宋本《伤寒论》为据。如"搏"字，上举之宋本《伤寒论》皆作"搏"，即"搏"字今简化为"抟"。"搏"乃流行于两晋六朝至宋之俗字。唐代俗体字书《干禄字书》云：
"専、専，上俗下正。"《五经文字》卷上手部"搏、搏，上补各
反，从専。専音敷。凡博、缚之类皆从専。下徒端反，从専。"
以后人不识"搏"字故讹为"搏"，今正。又，宋本方剂中之
"右×味"之"右"，本书径改为"上"字，以适应横排版式之
需要。"痓湿暍"之"痓"当作"痉"，成无己早已言之，今据
正。

底本为繁体字，本书皆改为规范化简体字。

底本无标点，今皆加上标点符号。

底本从第五节《辨太阳病脉证并治上第五》至第二十二节
《辨发汗吐下后病脉证并治》有子目（十八、十九两节无子目）。
子目主要作用为鉴别"法"与"证"，尤重在对"法"之统计与
标示。子目为北宋校正医书局校定《伤寒论》时所增，后为成
无己所删，后世罕见。子目非为初学者急需，故移置卷末，但
标明原在位置。宋本《伤寒论》于林亿序后有国子监牒文，非
初学者急需，今删。

底本卷首无方剂目录，为便方名查阅，今据正文增补方名
于目录，且于卷末增方名索引。

本书导读由北京中医药大学郝万山教授撰写；寻查底本、
校正文字、增加标点、增补目录之方名、撰写"整理说明"、
"后记"，由北京中医药大学钱超尘教授完成。

钱超尘

2005 年 3 月

刻仲景全书序

　　岁乙未，吾邑疫疠大作，予家臧获率六七就枕席。吾吴和缓明卿沈君南昉在海虞，藉其力而起死亡殆徧，予家得大造于沈君矣。不知沈君操何术而若斯之神，因询之。君曰："予岂探龙藏秘典，剖青囊奥旨而神斯也哉？特于仲景之《伤寒论》窥一斑两斑耳！"予曰："吾闻是书于家大夫之日久矣，而书肆间绝不可得。"君曰："予诚有之。"予读而知其为成无己所解之书也。然而鱼亥不可正，句读不可离矣。已而购得数本，字为之正，句为之离，补其脱略，订其舛错。沈君曰："是可谓完书，仲景之忠臣也。"予谢不敏。先大夫命之："尔其板行，斯以惠厥同胞。"不肖孤曰："唯唯。"沈君曰："《金匮要略》，仲景治杂证之秘也，盍并刻之，以见古人攻击补泻、缓急调停之心法。"先大夫曰："小子识之！"不肖孤曰："敬哉。既合刻，则名何从？"先大夫曰："可哉，命之名《仲景全书》。"既刻已，复得宋版《伤寒论》焉。予曩固知成注非全文，及得是书，不啻拱璧，转卷间而后知成之荒也，因复并刻之，所以承先大夫之志欤。又故纸中检得《伤寒类证》三卷，所以檃

9

括仲景之书，去其烦而归之简，聚其散而汇之一。其于病证脉方，若标月指之明且尽，仲景之法，于是粲然无遗矣，乃并附于后。予因是哀夫世之人，向故不得尽命而死也。夫仲景殚心思于轩岐，辨证候于丝发，著为百十二方，以全民命，斯何其仁且爱，而跻一世于仁寿之域也！乃今之业医者，舍本逐末，超者曰东垣，局者曰丹溪已矣。而最称高识者，则《玉机微义》是宗，若《素问》，若《灵枢》，若《玄珠密语》，则嗒焉茫乎而不知旨归。而语之以张仲景、刘河间，几不能知其人与世代，犹靦然曰："吾能已病足矣，奚高远之是务？"且于今之读轩岐书者，必加诮曰："是夫也，徒读父书耳，不知兵变已。"夫不知变者，世诚有之，以其变之难通而遂弃之者，是犹食而咽也，去食以求养生者哉，必且不然矣。则今日是书之刻，乌知不为肉食者大嗤乎！说者谓："陆宣公达而以奏疏医天下，穷而聚方书以医万民，吾子固悠然有世思哉！"予曰："不，不！是先大夫之志也！先大夫固尝以奏疏医父子之伦，医朋党之渐，医东南之民瘼，以直言敢谏，医谄谀者之膏肓，故踬之日多，达之日少。而是书之刻也，其先大夫宣公之志欤！今先大夫殁，垂四年而书成，先大夫处江湖退忧之心，盖与居庙堂进忧之心同一无穷矣。"客曰："子实为之，而以为先公之志，殆所谓善则称亲欤！"不肖孤曰："不，不！是先大夫之志也！"

万历己亥三月谷旦海虞
清常道人赵开美序

伤寒论序

　　夫《伤寒论》，盖祖述大圣人之意，诸家莫其伦拟。故晋皇甫谧序《甲乙针经》云："伊尹以元圣之才，撰用《神农本草》以为《汤液》。汉张仲景论广《汤液》，为十数卷，用之多验。近世太医令王叔和，撰次仲景遗论甚精，皆可施用。"是仲景本伊尹之法，伊尹本神农之经，得不谓祖述大圣人之意乎？张仲景《汉书》无传，见《名医录》云：南阳人，名机，仲景乃其字也。举孝廉，官至长沙太守。始受术于同郡张伯祖，时人言，识用精微过其师。所著论，其言精而奥，其法简而详，非浅闻寡见者所能及。自仲景于今八百余年，惟王叔和能学之。其间如葛洪、陶景、胡洽、徐之才、孙思邈辈，非不才也，但各白名家，而不能修明之。开宝中，节度使高继冲曾编录进上，其文理舛错，未尝考正。历代虽藏之书府，亦阙于雠校，是使治病之流，举天下无或知者。国家诏儒臣校正医书，臣奇续被其选。以为百病之急，无急于伤寒，今先校定张仲景《伤寒论》十卷，总二十二篇，证外合三百九十七法，除复重，定有一百一十二方。今请颁行。太子右赞善大夫臣高保衡、尚书屯田员外郎臣孙奇、尚书司封郎中祕阁校理臣林亿等谨上。

伤寒卒病论集

论曰：余每览越人入虢之诊，望齐侯之色，未尝不慨然叹其才秀也。怪当今居世之士，曾不留神医药，精究方术，上以疗君亲之疾，下以救贫贱之厄，中以保身长全，以养其生，但竞逐荣势，企踵权豪，孜孜汲汲，惟名利是务，崇饰其末，忽弃其本，华其外而悴其内，皮之不存，毛将安附焉？卒然遭邪风之气，婴非常之疾，患及祸至，而方震栗，降志屈节，钦望巫祝，告穷归天，束手受败。赍百年之寿命，持至贵之重器，委付凡医，恣其所措。咄嗟呜呼！厥身已毙，神明消灭，变为异物，幽潜重泉，徒为啼泣。痛夫！举世昏迷，莫能觉悟，不惜其命，若是轻生，彼何荣势之云哉？而进不能爱人知人，退不能爱身知己，遇灾值祸，身居厄地，蒙蒙昧昧，惷若游魂。哀乎！趋世之士，驰竞浮华，不固根本，忘躯徇物，危若冰谷，至于是也！

余宗族素多，向余二百。建安纪年以来，犹未十稔，其死亡者，三分有二，伤寒十居其七。感往昔之沦丧，伤横夭之莫救，乃勤求古训，博采众方，撰用《素问》、《九卷》、《八十一难》、《阴阳大论》、《胎胪药录》

13

并平脉辨证，为《伤寒杂病论》，合十六卷。虽未能尽愈诸病，庶可以见病知源。若能寻余所集，思过半矣。

夫天布五行，以运万类，人禀五常，以有五脏。经络府俞，阴阳会通，玄冥幽微，变化难极。自非才高识妙，岂能探其理致哉！上古有神农、黄帝、岐伯、伯高、雷公、少俞、少师、仲文，中世有长桑、扁鹊，汉有公乘阳庆及仓公，下此以往，未之闻也。观今之医，不念思求经旨，以演其所知；各承家技，终始顺旧，省疾问病，务在口给；相对斯须，便处汤药；按寸不及尺，握手不及足；人迎跌阳，三部不参；动数发息，不满五十；短期未知决诊，九候曾无仿佛；明堂阙庭，尽不见察，所谓窥管而已。夫欲视死别生，实为难矣！

孔子云：生而知之者上，学则亚之。多闻博识，知之次也。余宿尚方术，请事斯语。

14

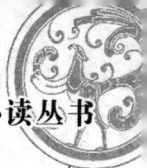

目

录

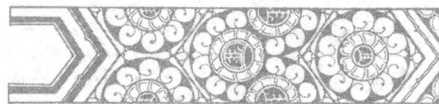

伤寒论　卷第一……………………………… **1**

　辨脉法第一………………………………　**3**

　平脉法第二………………………………　**8**

伤寒论　卷第二……………………………… **15**

　伤寒例第三………………………………　**17**

　辨痉湿暍脉证第四………………………　**23**

　辨太阳病脉证并治上第五

　（1～30条）……………………………　**25**

　　桂枝汤…………………………………　**26**

　　桂枝加葛根汤…………………………　**26**

　　桂枝加附子汤…………………………　**27**

　　桂枝去芍药汤…………………………　**27**

　　桂枝去芍药加附子汤…………………　**27**

　　桂枝麻黄各半汤………………………　**28**

　　桂枝二麻黄一汤………………………　**28**

　　白虎加人参汤…………………………　**29**

　　桂枝二越婢一汤………………………　**29**

　　桂枝去桂加茯苓白术汤………………　**30**

　　甘草干姜汤……………………………　**30**

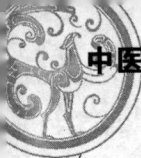

芍药甘草汤 ···························· **31**

调胃承气汤 ···························· **31**

四逆汤 ······························· **31**

伤寒论　卷第三 ······················ **33**

辨太阳病脉证并治中第六（31～127 条）······· **35**

葛根汤 ······························· **35**

葛根加半夏汤 ·························· **35**

葛根黄芩黄连汤 ························ **36**

麻黄汤 ······························· **36**

小柴胡汤 ····························· **36**

大青龙汤 ····························· **37**

小青龙汤 ····························· **37**

桂枝汤 ······························· **38**

桂枝加厚朴杏子汤 ······················ **38**

干姜附子汤 ···························· **40**

桂枝加芍药生姜各一两人参三两新加汤 ········· **40**

麻黄杏仁甘草石膏汤 ···················· **40**

桂枝甘草汤 ···························· **41**

茯苓桂枝甘草大枣汤 ···················· **41**

厚朴生姜半夏甘草人参汤 ·················· **41**

茯苓桂枝白术甘草汤 ···················· **41**

芍药甘草附子汤 ························ **41**

茯苓四逆汤 ···························· **42**

调胃承气汤 ···························· **42**

五苓散 ······························· **42**

目

录

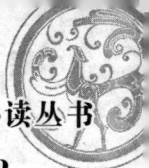

茯苓甘草汤 …………………………………………… 42

栀子豉汤 ……………………………………………… 43

栀子甘草豉汤 ………………………………………… 43

栀子生姜豉汤 ………………………………………… 43

栀子厚朴汤 …………………………………………… 44

栀子干姜汤 …………………………………………… 44

真武汤 ………………………………………………… 44

四逆汤 ………………………………………………… 45

小柴胡汤 ……………………………………………… 46

小建中汤 ……………………………………………… 47

大柴胡汤 ……………………………………………… 47

柴胡加芒消汤 ………………………………………… 48

桃核承气汤 …………………………………………… 48

柴胡加龙骨牡蛎汤 …………………………………… 48

桂枝去芍药加蜀漆牡蛎龙骨救逆汤 ………………… 49

桂枝加桂汤 …………………………………………… 50

桂枝甘草龙骨牡蛎汤 ………………………………… 51

抵当汤 ………………………………………………… 51

抵当丸 ………………………………………………… 52

伤寒论 卷第四 …………………………………… 53

辨太阳病脉证并治下第七（128～178 条）………… 55

大陷胸丸 ……………………………………………… 55

大陷胸汤 ……………………………………………… 56

大柴胡汤 ……………………………………………… 56

小陷胸汤 ……………………………………………… 57

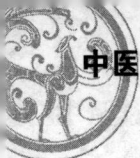

文蛤散 …………………………………………… 57

五苓散 …………………………………………… 57

白　散 …………………………………………… 58

小柴胡汤 ………………………………………… 58

柴胡桂枝汤 ……………………………………… 59

柴胡桂枝干姜汤 ………………………………… 59

半夏泻心汤 ……………………………………… 60

十枣汤 …………………………………………… 60

大黄黄连泻心汤 ………………………………… 60

附子泻心汤 ……………………………………… 61

生姜泻心汤 ……………………………………… 61

甘草泻心汤 ……………………………………… 61

赤石脂禹余粮汤 ………………………………… 62

旋覆代赭汤 ……………………………………… 62

麻黄杏子甘草石膏汤 …………………………… 62

桂枝人参汤 ……………………………………… 63

瓜蒂散 …………………………………………… 63

白虎加人参汤 …………………………………… 64

黄芩汤 …………………………………………… 64

黄芩加半夏生姜汤 ……………………………… 64

黄连汤 …………………………………………… 65

桂枝附子汤 ……………………………………… 65

去桂加白术汤 …………………………………… 65

甘草附子汤 ……………………………………… 66

白虎汤 …………………………………………… 66

炙甘草汤 ………………………………………… 66

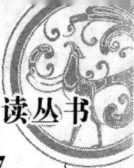

伤寒论　卷第五 …………………………………………… 67

辨阳明病脉证并治第八（179～262 条）………………… 69

调胃承气汤 ………………………………………………… 71

大承气汤 …………………………………………………… 72

小承气汤 …………………………………………………… 72

白虎汤 ……………………………………………………… 73

栀子豉汤 …………………………………………………… 74

白虎加人参汤 ……………………………………………… 74

猪苓汤 ……………………………………………………… 74

四逆汤 ……………………………………………………… 75

小柴胡汤 …………………………………………………… 75

麻黄汤 ……………………………………………………… 76

蜜煎方 ……………………………………………………… 76

桂枝汤 ……………………………………………………… 76

茵陈蒿汤 …………………………………………………… 77

抵当汤 ……………………………………………………… 77

吴茱萸汤 …………………………………………………… 78

五苓散 ……………………………………………………… 78

麻子仁丸 …………………………………………………… 78

栀子檗皮汤 ………………………………………………… 80

麻黄连轺赤小豆汤 ………………………………………… 80

辨少阳病脉证并治第九（263～272 条）………………… 80

小柴胡汤 …………………………………………………… 81

伤寒论　卷第六 …………………………………………… 83

辨太阴病脉证并治第十（273～280 条）………………… 85

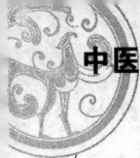

桂枝汤 ……………………………………………… 85

桂枝加芍药汤 …………………………………… 86

桂枝加大黄汤 …………………………………… 86

辨少阴病脉证并治第十一（281～325 条）……… 86

麻黄细辛附子汤 ………………………………… 88

麻黄附子甘草汤 ………………………………… 88

黄连阿胶汤 ……………………………………… 88

附子汤 …………………………………………… 88

桃花汤 …………………………………………… 89

吴茱萸汤…………………………………………… 89

猪肤汤 …………………………………………… 89

甘草汤 …………………………………………… 89

桔梗汤 …………………………………………… 90

苦酒汤 …………………………………………… 90

半夏散及汤 ……………………………………… 90

白通汤 …………………………………………… 90

白通加猪胆汁汤 ………………………………… 90

真武汤 …………………………………………… 91

通脉四逆汤 ……………………………………… 91

四逆散 …………………………………………… 91

猪苓汤 …………………………………………… 92

大承气汤…………………………………………… 92

四逆汤 …………………………………………… 92

辨厥阴病脉证并治第十二（326～381 条）……… 93

乌梅丸 …………………………………………… 94

白虎汤 …………………………………………… 95

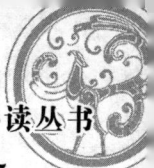

当归四逆汤 ………………………………… 95

当归四逆加吴茱萸生姜汤 ……………… 96

四逆汤 ……………………………………… 96

瓜蒂散 ……………………………………… 96

茯苓甘草汤 ………………………………… 97

麻黄升麻汤 ………………………………… 97

干姜黄芩黄连人参汤 ……………………… 97

通脉四逆汤 ………………………………… 98

白头翁汤 …………………………………… 98

桂枝汤 ……………………………………… 99

小承气汤 …………………………………… 99

栀子豉汤 …………………………………… 99

吴茱萸汤 …………………………………… 99

小柴胡汤 …………………………………… 100

伤寒论 卷第七 ………………………………… 101

辨霍乱病脉证并治第十三（382～391 条） …… 103

四逆加人参汤 ……………………………… 103

五苓散 ……………………………………… 104

理中丸 ……………………………………… 104

桂枝汤 ……………………………………… 104

四逆汤 ……………………………………… 104

通脉四逆加猪胆汤 ………………………… 105

辨阴阳易差后劳复病脉证并治第十四

（392～398 条） …………………………… 105

烧裈散 ……………………………………… 105

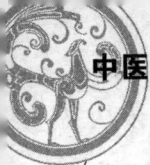

枳实栀子豉汤 …………………………………… 106

小柴胡汤 …………………………………………… 106

牡蛎泽泻散 …………………………………………… 106

理中丸 ……………………………………………… 106

竹叶石膏汤 …………………………………………… 106

辨不可发汗病脉证并治第十五…………………… 107

辨可发汗病脉证并治第十六……………………… 110

桂枝汤 ……………………………………………… 110

麻黄汤 ……………………………………………… 111

桂枝加厚朴杏子汤 ………………………………… 111

四逆汤 ……………………………………………… 112

桂枝加桂汤 …………………………………………… 113

桂枝加葛根汤 ………………………………………… 113

葛根加半夏汤 ………………………………………… 114

葛根黄芩黄连汤 …………………………………… 114

大青龙汤 …………………………………………… 114

小柴胡汤 …………………………………………… 115

小青龙汤 …………………………………………… 115

柴胡桂枝汤 …………………………………………… 116

麻黄附子甘草汤 …………………………………… 117

五苓散 ……………………………………………… 117

伤寒论 卷第八………………………………………… 119

辨发汗后病脉证并治第十七……………………… 121

桂枝加附子汤 ……………………………………… 122

桂枝汤 ……………………………………………… 122

8

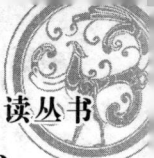

桂枝二麻黄一汤 ………………………… **122**

白虎加人参汤 …………………………… **123**

甘草干姜汤 ……………………………… **123**

芍药甘草汤 ……………………………… **123**

调胃承气汤 ……………………………… **123**

四逆汤 …………………………………… **124**

麻黄汤 …………………………………… **124**

桂枝加芍药生姜各一两人参三两新加汤 ……… **124**

麻黄杏子甘草石膏汤 …………………… **124**

桂枝甘草汤 ……………………………… **125**

茯苓桂枝甘草大枣汤 …………………… **125**

厚朴生姜半夏甘草人参汤 ……………… **125**

芍药甘草附子汤 ………………………… **125**

五苓散 …………………………………… **126**

茯苓甘草汤 ……………………………… **126**

真武汤 …………………………………… **126**

生姜泻心汤 ……………………………… **126**

大柴胡汤 ………………………………… **127**

蜜煎方 …………………………………… **127**

大承气汤 ………………………………… **128**

柴胡桂枝汤 ……………………………… **128**

辨不可吐第十八 ………………………… **128**

辨可吐第十九 …………………………… **129**

伤寒论 卷第九 ………………………… **131**

辨不可下病脉证并治第二十 …………… **133**

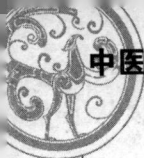

大承气汤 ……………………………………………… **137**

小承气汤 ……………………………………………… **138**

甘草泻心汤 …………………………………………… **138**

当归四逆汤 …………………………………………… **138**

蜜煎导 ………………………………………………… **139**

辨可下病脉证并治第二十一 ………………………… **139**

大柴胡汤 ……………………………………………… **139**

大承气汤 ……………………………………………… **140**

抵当汤 ………………………………………………… **141**

抵当丸 ………………………………………………… **142**

茵陈蒿汤 ……………………………………………… **142**

小承气汤 ……………………………………………… **143**

十枣汤 ………………………………………………… **143**

桃核承气汤 …………………………………………… **144**

大陷胸汤 ……………………………………………… **144**

调胃承气汤 …………………………………………… **144**

桂枝汤 ………………………………………………… **145**

伤寒论　卷第十 ……………………………………… **147**

辨发汗吐下后病脉证并治第二十二 ………………… **149**

桂枝麻黄各半汤 ……………………………………… **152**

桂枝去桂加茯苓白术汤 ……………………………… **152**

桂枝汤 ………………………………………………… **152**

干姜附子汤 …………………………………………… **153**

茯苓桂枝白术甘草汤 ………………………………… **153**

茯苓四逆汤 …………………………………………… **153**

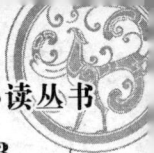

栀子豉汤 …………………………………… **153**

栀子甘草豉汤 ……………………………… **153**

栀子生姜豉汤 ……………………………… **154**

调胃承气汤 ………………………………… **154**

大陷胸汤 …………………………………… **154**

柴胡桂枝干姜汤 …………………………… **155**

旋覆代赭汤 ………………………………… **155**

大黄黄连泻心汤 …………………………… **155**

白虎加人参汤 ……………………………… **155**

大承气汤 …………………………………… **156**

白虎汤 ……………………………………… **156**

小承气汤 …………………………………… **156**

四逆汤 ……………………………………… **157**

桂枝去芍药汤 ……………………………… **157**

桂枝去芍药加附子汤 ……………………… **157**

葛根黄芩黄连汤 …………………………… **157**

桂枝加厚朴杏子汤 ………………………… **158**

栀子厚朴汤 ………………………………… **158**

栀子干姜汤 ………………………………… **158**

大柴胡汤 …………………………………… **159**

柴胡加芒消汤 ……………………………… **159**

柴胡加龙骨牡蛎汤 ………………………… **159**

桂枝甘草龙骨牡蛎汤 ……………………… **160**

半夏泻心汤 ………………………………… **160**

五苓散 ……………………………………… **161**

甘草泻心汤 ………………………………… **161**

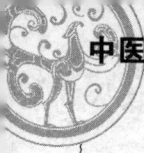

赤石脂禹余粮汤 …………………………………… 161

桂枝人参汤 ………………………………………… 162

麻黄杏子甘草石膏汤 ……………………………… 162

抵当汤 ……………………………………………… 162

桂枝加芍药汤 ……………………………………… 163

麻黄升麻汤 ………………………………………… 163

干姜黄芩黄连人参汤 ……………………………… 163

伤寒论后序 ………………………………………… 164

附《伤寒论》子目 ………………………………… 165

后记 ………………………………………………… 188

方剂索引 …………………………………………… 193

伤寒论

卷第一

汉	张仲景	述	
晋	王叔和	撰次	
宋	林 亿	校正	
明	赵开美	校刻	
	沈 琳	仝校	

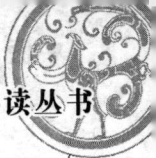

卷第一

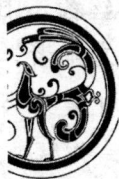

辨脉法第一

问曰：脉有阴阳，何谓也？答曰：凡脉大、浮、数、动、滑，此名阳也。脉沉、涩、弱、弦、微，此名阴也。凡阴病见阳脉者生，阳病见阴脉者死。

问曰：脉有阳结阴结者，何以别之？答曰：其脉浮而数，能食，不大便者，此为实，名曰阳结也，期十七日当剧。其脉沉而迟，不能食，身体重，大便反鞕音硬下同，名曰阴结也，期十四日当剧。

问曰：病有洒淅恶寒，而复发热者何？答曰：阴脉不足，阳往从之，阳脉不足，阴往乘之。曰：何谓阳不足？答曰：假令寸口脉微，名曰阳不足，阴气上入阳中，则洒淅恶寒也。曰：何谓阴不足？答曰：尺脉弱，名曰阴不足，阳气下陷入阴中，则发热也。阳脉浮一作微，阴脉弱者，则血虚，血虚则筋急也。其脉沉者，荣气微也。其脉浮，而汗出如流珠者，卫气衰也。荣气微者，加烧针，则血留不行，更发热而躁烦也。

脉蔼蔼如车盖者，名曰阳结也。一云秋脉。

脉累累如循长竿者，名曰阴结也。一云夏脉。

脉瞥瞥如羹上肥者，阳气微也。

脉萦萦如蜘蛛丝者，阳气衰也。一云阴气。

脉绵绵如泻漆之绝者，亡其血也。

脉来缓，时一止复来者，名曰结。脉来数，时一止复来者，名曰促。一作纵。脉阳盛则促，阴盛则结，此皆病脉。

阴阳相抟，名曰动。阳动则汗出，阴动则发热。形冷恶寒者，此三焦伤也。若数脉见于关上，上下无头尾，如豆大，厥厥动摇者，名曰动也。

阳脉浮大而濡，阴脉浮大而濡，阴脉与阳脉同等者，名曰缓也。

脉浮而紧者，名曰弦也。弦者，状如弓弦，按之不移也。脉紧者，如转索无常也。

脉弦而大，弦则为减，大则为芤，减则为寒，芤则为虚，寒虚相抟，此名为革，妇人则半产漏下，男子则亡血失精。

问曰：病有战而汗出，因得解者，何也？答曰：脉浮而紧，按之反芤，此为本虚，故当战而汗出也。其人本虚，是以发战，以脉浮，故当汗出而解也。若脉浮而数，按之不芤，此人本不虚，若欲自解，但汗出耳，不发战也。

问曰：病有不战而汗出解者，何也？答曰：脉大而浮数，故知不战汗出而解也。

问曰：病有不战不汗出而解者，何也？答曰：其脉自微，此以曾发汗、若吐、若下、若亡血，以内无津液，此阴阳自和，必自愈，故不战不汗出而解也。

问曰：伤寒三日，脉浮数而微，病人身凉和者，何也？答曰：此为欲解也，解以夜半。脉浮而解者，濈然汗出也；脉数而解者，必能食也；脉微而解者，必大汗出也。

问曰：脉病欲知愈未愈者，何以别之？答曰：寸口、关上、尺中三处，大小浮沉迟数同等，虽有寒热不解者，此脉阴阳为和平，虽剧当愈。

师曰：立夏得洪一作浮。大脉，是其本位，其人病身体苦疼重者，须发其汗。若明日身不疼不重者，不须发汗。若汗濈濈自出者，明日便解矣。何以言之？立夏脉洪大，是其时脉，故使然也。四时仿此。

问曰：凡病欲知何时得，何时愈。答曰：假令夜半得病者，明日日中愈；日中得病者，夜半愈。何以言之？日中得病夜半愈者，以阳得阴则解也；夜半得病，明日日中愈者，以阴得阳则解也。

寸口脉浮为在表，沉为在里，数为在腑，迟为在脏。假令脉迟，此为在脏也。

趺阳脉浮而涩，少阴脉如经者，其病在脾，法当下利。何以知之？若脉浮大者，气实血虚也。今趺阳脉浮而涩，故知脾气不足，胃气虚也。以少阴脉弦而浮一作沉。才见，此为调脉，故称如经也。若反滑而数者，故知当屎脓也。《玉函》作溺。

寸口脉浮而紧，浮则为风，紧则为寒。风则伤卫，寒则伤荣，荣卫俱病，骨节烦疼，当发其汗也。

趺阳脉迟而缓，胃气如经也。趺阳脉浮而数，浮则伤胃，数则动脾，此非本病，医特下之所为也。荣卫内陷，其数先微，脉反但浮，其人必大便鞕，气噫而除。何以言之？本以数脉动脾，其数先微，故知脾气不治，大便鞕，气噫而除。今脉反浮，其数改微，邪气独留，心中则饥，邪热不杀谷，潮热发渴，数脉当迟缓，脉因前后度数如法，病者则饥，数脉不时，则生恶疮也。

师曰：病人脉微而涩者，此为医所病也。大发其汗，又数大下之，其人亡血，病当恶寒，后乃发热，无休止时。夏月盛热，欲著复衣；冬月盛寒，欲裸其身。所以然者，阳微则恶寒，阴弱则发热，此医发其汗，使阳气微，又大下之，令阴气弱。五月之时，阳气在表，胃中虚冷，以阳气内微，不能胜冷，故欲著复衣。十一月之时，阳气在里，胃中烦热，以阴气内弱，不能胜热，故欲裸其身。又阴脉迟涩，故知亡血也。

脉浮而大，心下反鞕，有热，属脏者，攻之，不令发汗；属腑者，不令溲数，溲数则大便鞕。汗多则热愈，汗少则便难，脉迟尚未可攻。

脉浮而洪，身汗如油，喘而不休，水浆不下，形体不仁，乍静乍乱，此为命绝也。又未知何脏先受其灾，若汗出发润，喘不休者，此为肺先绝也。阳反独留，形体如烟熏，直视摇头者，此为心绝也。唇吻反青，四肢漐习者，此为肝绝也。环口黧黑，柔汗发黄者，此为脾绝也。溲便遗失，狂言，目反直视者，此为肾绝也。又未知何脏阴阳前绝，若阳气前绝，阴气后竭者，其人死，身色必青；阴气前绝，阳气后竭者，其人死，身色必赤，腋下温，心下热也。

寸口脉浮大，而医反下之，此为大逆。浮则无血，大则为寒，寒气相抟，则为肠鸣。医乃不知，而反饮冷水，令汗大出，水得寒气，冷必相抟，其人即饲音噎下同。

趺阳脉浮，浮则为虚，浮虚相抟，故令气饲，言胃气虚竭也。脉滑则为哕，此为医咎，责虚取实，守空迫血。脉浮，鼻中燥者，必衄也。

诸脉浮数，当发热，而洒淅恶寒，若有痛处，饮食如常者，蓄积有脓也。

脉浮而迟，面热赤而战惕者，六七日当汗出而解，反发热者，差迟。迟为无阳，不能作汗，其身必痒也。

寸口脉阴阳俱紧者，法当清邪中于上焦，浊邪中于下焦。清邪中上，名曰洁也；浊邪中下，名曰浑也。阴中于邪，必内栗也。表气微虚，里气不守，故使邪中于阴也。阳中于邪，必发热头痛，项强颈挛，腰痛胫酸，所为阳中雾露之气，故曰清邪中上，浊邪中下。阴气为栗，足膝逆冷，便溺妄出。表气微虚，里气微急，三焦相溷，内外不通。上焦怫音佛下同郁，脏气相熏，口烂食断也。中焦不治，胃气上冲，脾气不转，胃中为浊，荣卫不通，血凝不流。若卫气前通者，小便赤黄，与热相搏，因热作使，游于经络，出入脏腑，热气所过，则为痈脓。若阴气前通者，阳气厥微，阴无所使，客气内入，嚏而出之，声嗢乙骨切咽塞。寒厥相追，为热所拥，血凝自下，状如豚肝。阴阳俱厥，脾气孤弱，五液注下。下焦不盍一作阖，清便下重，令便数难，齐筑湫痛，命将难全。

脉阴阳俱紧者，口中气出，唇口干燥，蜷卧足冷，鼻中涕出，舌上胎滑，勿妄治也。到七日以来，其人微发热，手足温者，此为欲解；或到八日以上，反大发热者，此为难治。设使恶寒者，必欲呕也；腹内痛者，必欲利也。

脉阴阳俱紧，至于吐利，其脉独不解；紧去入安，此为欲解。若脉迟，至六七日不欲食，此为晚发，水停故也，为未解；食自可者，为欲解。病六七日，手足三部脉皆至，大烦而口噤不能言，其人躁扰者，必欲解也。若脉和，其人大烦，目重，脸内际黄者，此欲解也。

脉浮而数，浮为风，数为虚，风为热，虚为寒，风虚相抟，则洒淅恶寒也。

脉浮而滑，浮为阳，滑为实，阳实相抟，其脉数疾，卫气失度。浮滑之脉数疾，发热汗出者，此为不治。

伤寒欬逆上气，其脉散者死，谓其形损故也。

平脉法第二

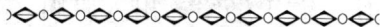

问曰：脉有三部，阴阳相乘，荣卫血气，在人体躯。呼吸出入，上下于中，因息游布，津液流通。随时动作，效象形容。春弦秋浮，冬沉夏洪。察色观脉，大小不同，一时之间，变无经常。尺寸参差，或短或长，

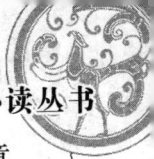

上下乖错，或存或亡。病辄改易，进退低昂，心迷意惑，动失纪纲。愿为具陈，令得分明。师曰：子之所问，道之根源。脉有三部，尺寸及关，荣卫流行，不失衡铨。肾沉心洪，肺浮肝弦，此自经常，不失铢分。出入升降，漏刻周旋，水下百刻，一周循环。当复寸口，虚实见焉，变化相乘，阴阳相干。风则浮虚，寒则牢坚，沉潜水滀，支饮急弦。动则为痛，数则热烦，设有不应，知变所缘。三部不同，病各异端，大过可怪，不及亦然。邪不空见，终必有奸，审察表里，三焦别焉。知其所舍，消息诊看，料度腑脏，独见若神。为子条纪，传与贤人。

师曰：呼吸者，脉之头也。初持脉，来疾去迟，此出疾入迟，名曰内虚外实也。初持脉，来迟去疾，此出迟入疾，名曰内实外虚也。

问曰：上工望而知之，中工问而知之，下工脉而知之，愿闻其说。师曰：病家人请云，病人苦发热，身体疼，病人自卧，师到诊其脉，沉而迟者，知其差也。何以知之？若表有病者，脉当浮大，今脉反沉迟，故知愈也。假令病人云腹内卒痛，病人自坐，师到脉之，浮而大者，知其差也。何以知之？若里有病者，脉当沉而细，今脉浮大，故知愈也。

师曰：病家人来请云，病人发热烦极。明日师到，病人向壁卧，此热已去也。设令脉不和，处言已愈。设令向壁卧，闻师到，不惊起而盼视，若三言三止，脉之咽唾者，此诈病也。设令脉自和，处言此病大重，当须服吐下药，针灸数十百处乃愈。

师持脉，病人欠者，无病也。脉之呻者，病也。言迟者，风也。摇头言者，里痛也。行迟者，表强也。坐而伏者，短气也。坐而下一脚者，腰痛也。里实护腹，如怀卵物者，心痛也。

师曰：伏气之病，以意候之。今月之内，欲有伏气，假令旧有伏气，当须脉之。若脉微弱者，当喉中痛似伤，非喉痹也。病人云：实咽中痛。虽尔，今复欲下利。

问曰：人恐怖者，其脉何状？师曰：脉形如循丝累累然，其面白脱色也。

问曰：人不饮，其脉何类？师曰：脉自涩，唇口干燥也。

问曰：人愧者，其脉何类？师曰：脉浮而面色乍白乍赤。

问曰：经说脉有三菽六菽重者，何谓也？师曰：脉人以指按之，如三菽之重者，肺气也；如六菽之重者，心气也；如九菽之重者，脾气也；如十二菽之重者，肝气也；按之至骨者，肾气也。菽者，小豆也。假令下利，寸口、关上、尺中，悉不见脉，然尺中时一小见，脉再举头一云按投者，肾气也。若见损脉来至，为难治。肾为脾所胜，脾胜不应时。

问曰：脉有相乘，有纵有横，有逆有顺，何谓也？师曰：水行乘火，金行乘木，名曰纵；火行乘水，木行乘金，名曰横；水行乘金，火行乘木，名曰逆；金行乘水，木行乘火，名曰顺也。

问曰：脉有残贼，何谓也？师曰：脉有弦、紧、浮、滑、沉、涩，此六脉名曰残贼，能为诸脉作病也。

问曰：脉有灾怪，何谓也？师曰：假令人病，脉得太阳，与形证相应，因为作汤，比还送汤，如食顷，病人乃大吐，若下利，腹中痛。师曰：我前来不见此证，今乃变异，是名灾怪。又问曰：何缘作此吐利？答曰：或有旧时服药，今乃发作，故为灾怪耳。

问曰：东方肝脉，其形何似？师曰：肝者，木也，名厥阴，其脉微弦，濡弱而长，是肝脉也。肝病自得濡弱者，愈也。假令得纯弦脉者，死。何以知之？以其脉如弦直，此是肝脏伤，故知死也。

南方心脉，其形何似？师曰：心者，火也，名少阴，其脉洪大而长，是心脉也。心病自得洪大者，愈也。假令脉来微去大，故名反，病在里也。脉来头小本大，故名覆，病在表也。上微头小者，则汗出。下微本大者，则为关格不通，不得尿。头无汗者，可治，有汗者死。

西方肺脉，其形何似？师曰：肺者，金也，名太阴，其脉毛浮也。肺病自得此脉，若得缓迟者，皆愈。若得数者则剧。何以知之？数者，南方火，火克西方金，法当痈肿，为难治也。

问曰：二月得毛浮脉，何以处言至秋当死？师曰：二月之时，脉当濡弱，反得毛浮者，故知至秋死。二月肝用事，肝属木，脉应濡弱，反得毛浮脉者，是肺脉也。肺属金，金来克木，故知至秋死。他皆仿此。

师曰：脉肥人责浮，瘦人责沉。肥人当沉，今反浮，瘦人当浮，今反沉，故责之。

师曰：寸脉下不至关，为阳绝；尺脉上不至关，为阴绝，此皆不治，决死也。若计其余命生死之期，期以月节克之也。

师曰：脉病人不病，名曰行尸，以无旺气，卒眩仆不识人者，短命则死。人病脉不病，名曰内虚，以无谷神，虽困无苦。

问曰：翕奄沉，名曰滑，何谓也？师曰：沉为纯阴，翕为正阳，阴阳和合，故令脉滑，关尺自平。阳明脉微沉，食饮自可。少阴脉微滑，滑者，紧之浮名也，此为阴实，其人必股内汗出，阴下湿也。

问曰：曾为人所难，紧脉从何而来？师曰：假令亡汗，若吐，以肺里寒，故令脉紧也。假令欬者，坐饮冷水，故令脉紧也。假令下利，以胃虚冷，故令脉紧也。

寸口卫气盛，名曰高。高者，暴狂而肥。荣气盛，名曰章。章者，暴泽而光。高章相抟，名曰纲。纲者，身筋急，脉强直故也。卫气弱，名曰惵。惵者，心中气动迫怯。荣气弱，名曰卑。卑者，心中常自羞愧。惵卑相抟，名曰损。损者，五脏六腑俱乏气虚惙故也。卫气和，名曰缓。缓者，四肢不能自收。荣气和，名曰迟。迟者，身体俱重，但欲眠也。缓迟相抟，名口沉。沉者，腰中直，腹内急痛，但欲卧，不欲行。

寸口脉缓而迟，缓则阳气长，其色鲜，其颜光，其声商，毛发长。迟则阴气盛，骨髓生，血满，肌肉紧薄鲜鞕，阴阳相抱，营卫俱行，刚柔相得，名曰强也。

趺阳脉滑而紧，滑者胃气实，紧者脾气强。持实击强，痛还自伤，以手把刃，坐作疮也。

寸口脉浮而大，浮为虚，大为实，在尺为关，在寸为格，关则不得小便，格则吐逆。

趺阳脉伏而涩，伏则吐逆，水谷不化，涩则食不得入，名曰关格。

脉浮而大，浮为风虚，大为气强，风气相抟，必成隐疹，身体为痒。痒者，名泄风，久久为痂癞。眉少发稀，身有干疮而腥臭也。

寸口脉弱而迟，弱者卫气微，迟者荣中寒。荣为血，血寒则发热。卫为气，气微者心内饥，饥而虚满，不能食也。

趺阳脉大而紧者，当即下利，为难治。

寸口脉弱而缓，弱者阳气不足，缓者胃气有余，噫而吞酸，食卒不下，气填于膈上也。一作下。

趺阳脉紧而浮，浮为气，紧为寒，浮为腹满，紧为绞痛，浮紧相抟，肠鸣而转，转即气动，膈气乃下，少阴脉不出，其阴肿大而虚也。

寸口脉微而涩，微者卫气不行，涩者荣气不逮，荣卫不能相将，三焦无所仰，身体痹不仁。荣气不足，则烦疼口难言。卫气虚者，则恶寒数欠。三焦不归其部，上焦不归者，噫而酢吞；中焦不归者，不能消谷引食；下焦不归者，则遗溲。

趺阳脉沉而数，沉为实，数消谷，紧者病难治。

寸口脉微而涩，微者卫气衰，涩者荣气不足。卫气衰，面色黄，荣气不足，面色青。荣为根，卫为叶，荣卫俱微，则根叶枯槁而寒栗、欬逆、唾腥、吐涎沫也。

趺阳脉浮而芤，浮者卫气虚，芤者荣气伤，其身体瘦，肌肉甲错，浮芤相抟，宗气微衰，四属断绝。四属者，谓皮、肉、脂、髓。俱竭，宗气则衰矣。

寸口脉微而缓，微者卫气疏，疏则其肤空；缓者胃气实，实则谷消而水化也。谷入于胃，脉道乃行，水入于经，其血乃成。荣盛则其肤必疏，三焦绝经，名曰血崩。

趺阳脉微而紧，紧则为寒，微则为虚，微紧相抟，则为短气。

少阴脉弱而涩，弱者微烦，涩者厥逆。

趺阳脉不出，脾不上下，身冷肤鞭。

少阴脉不至，肾气微，少精血，奔气促迫，上入胸膈，宗气反聚，血结心下，阳气退下，热归阴股，与阴相动，令身不仁，此为尸厥，当刺期门、巨阙。宗气者，三焦归气也，有名无形，气之神使也。下荣玉茎，故宗筋聚缩之也。

寸口脉微，尺脉紧，其人虚损多汗，知阴常在，绝不见阳也。

寸口诸微亡阳，诸濡亡血，诸弱发热，诸紧为寒。诸乘寒者，则为厥，郁冒不仁，以胃无谷气，脾涩不通，口急不能言，战而栗也。

问曰：濡弱何以反适十一头？师曰：五脏六腑相乘，故令十一。

问曰：何以知乘腑？何以知乘脏？师曰：诸阳浮数为乘腑。诸阴迟涩为乘脏也。

伤寒论

卷第二

汉	张仲景	述
晋	王叔和	撰次
宋	林亿	校正
明	赵开美	校刻
	沈琳	仝校

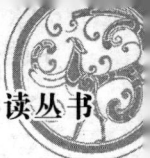

卷第二

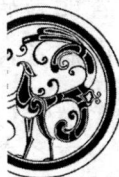

伤寒例第三

四时八节二十四气七十二候决病法：

立春正月节斗指艮	雨水正月中指寅
惊蛰二月节指甲	春分二月中指卯
清明三月节指乙	谷雨三月中指辰
立夏四月节指巽	小满四月中指巳
芒种五月节指丙	夏至五月中指午
小暑六月节指丁	大暑六月中指未
立秋七月节指坤	处暑七月中指申
白露八月节指庚	秋分八月中指酉
寒露九月节指辛	霜降九月中指戌。
立冬十月节指乾	小雪十月中指亥
大雪十一月节指壬	冬至十一月中指子
小寒十二月节指癸	大寒十二月中指丑

二十四气，节有十二，中气有十二，五日为一候，气亦同，合有七十二候，决病生死。此须洞解之也。

《阴阳大论》云：春气温和，夏气暑热，秋气清凉，冬气冰列，此则四时正气之序也。冬时严寒，万类深藏，君子固密，则不伤于寒，触冒之者，乃名伤寒耳。
其伤于四时之气，皆能为病，以伤寒为毒者，以其最成
杀厉之气也。中而即病者，名曰伤寒。不即病者，寒毒
藏于肌肤，至春变为温病，至夏变为暑病。暑病者，热
极重于温也。是以辛苦之人，春夏多温热病者，皆由冬
时触寒所致，非时行之气也。凡时行者，春时应暖而反
大寒，夏时应热而反大凉，秋时应凉而反大热，冬时应
寒而反大温，此非其时而有其气。是以一岁之中，长幼
之病多相似者，此则时行之气也。夫欲候知四时正气为
病及时行疫气之法，皆当按斗历占之。九月霜降节后宜
渐寒，向冬大寒，至正月雨水节后宜解也。所以谓之雨
水者，以冰雪解而为雨水故也。至惊蛰二月节后，气渐
和暖，向夏大热，至秋便凉。从霜降以后至春分以前，
凡有触冒霜露，体中寒即病者，谓之伤寒也。九月十
月，寒气尚微，为病则轻。十一月十二月，寒冽已严，
为病则重。正月二月，寒渐将解，为病亦轻。此以冬时
不调，适有伤寒之人，即为病也。其冬有非节之暖者，
名为冬温。冬温之毒，与伤寒大异。冬温复有先后，更
相重沓，亦有轻重，为治不同，证如后章。从立春节
后，其中无暴大寒，又不冰雪，而有人壮热为病者，此
属春时阳气发于冬时伏寒，变为温病。从春分以后至秋
分节前，天有暴寒者，皆为时行寒疫也。三月四月，或
有暴寒，其时阳气尚弱，为寒所折，病热犹轻。五月六
月，阳气已盛，为寒所折，病热则重。七月八月，阳气
已衰，为寒所折，病热亦微，其病与温及暑病相似，但
治有殊耳。十五日得一气，于四时之中，一时有六气，

四六名为二十四气。然气候亦有应至仍不至，或有未应至而至者，或有至而太过者，皆成病气也。但天地动静，阴阳鼓击者，各正一气耳。是以彼春之暖，为夏之暑，彼秋之忿，为冬之怒。是故冬至之后，一阳爻升，一阴爻降也；夏至之后，一阳气下，一阴气上也。斯则冬夏二至，阴阳合也；春秋二分，阴阳离也。阴阳交易，人变病焉。此君子春夏养阳，秋冬养阴，顺天地之刚柔也。小人触冒，必婴暴疹。须知毒烈之气，留在何经，而发何病，详而取之。是以春伤于风，夏必飧泄；夏伤于暑，秋必病疟；秋伤于湿，冬必咳嗽；冬伤于寒，春必病温。此必然之道，可不审明之。伤寒之病，逐日浅深，以施方治。今世人伤寒，或始不早治，或治不对病，或日数久淹，困乃告医，医人又不依次第而治之，则不中病，皆宜临时消息制方，无不效也。今搜采仲景旧论，录其证候诊脉声色对病真方有神验者，拟防世急也。

又土地温凉，高下不同；物性刚柔，飧居亦异。是故黄帝兴四方之问，岐伯举四治之能，以训后贤，开其未悟者。临病之工，宜须两审也。

凡伤于寒，则为病热，热虽甚，不死。若两感于寒而病者，必死。

尺寸俱浮者，太阳受病也，当一二日发。以其脉上连风府，故头项痛，腰脊强。

尺寸俱长者，阳明受病也，当二三日发。以其脉夹鼻络于目，故身热目疼鼻干，不得卧。

尺寸俱弦者，少阳受病也，当三四日发。以其脉循胁络于耳，故胸胁痛而耳聋。此三经皆受病，未入于府者，可汗而已。

尺寸俱沉细者，太阴受病也，当四五日发。以其脉布胃中，络于嗌，故腹满而嗌干。

尺寸俱沉者，少阴受病也，当五六日发。以其脉贯肾络于肺，系舌本，故口燥舌干而渴。

尺寸俱微缓者，厥阴受病也，当六七日发。以其脉循阴器络于肝，故烦满而囊缩。此三经皆受病，已入于腑，可下而已。

若两感于寒者，一日太阳受之，即与少阴俱病，则头痛口干，烦满而渴。二日阳明受之，即与太阴俱病，则腹满，身热，不欲食，谵之廉切，又女监切，下同。语。三日少阳受之，即与厥阴俱病，则耳聋，囊缩而厥，水浆不入，不知人者，六日死。若三阴三阳五脏六腑皆受病，则荣卫不行，脏腑不通，则死矣。其不两感于寒，更不传经，不加异气者，至七日太阳病衰，头痛少愈也。八日阳明病衰，身热少歇也。九日少阳病衰，耳聋微闻也。十日太阴病衰，腹减如故，则思饮食。十一日少阴病衰，渴止舌干，已而嚏也。十二日厥阴病衰，囊纵，少腹微下，大气皆去，病人精神爽慧也。若过十三日以上不间，寸尺陷者，大危。若更感异气，变为它病者，当依后坏病证而治之。若脉阴阳俱盛，重感于寒者，变成温疟。阳脉浮滑，阴脉濡弱者，更遇于风，变为风温。阳脉洪数，阴脉实大者，更遇温热，变为温毒，温毒为病最重也。阳脉濡弱，阴脉弦紧者，更遇温气，变为温疫。

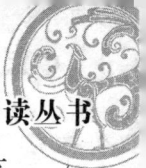

一本作疟。以此冬伤于寒，发为温病，脉之变证，方治如说。

凡人有疾，不时即治，隐忍冀差，以成痼疾。小儿女子，益以滋甚。时气不和，便当早言。寻其邪由，及在腠理，以时治之，罕有不愈者。患人忍之，数日乃说，邪气入脏，则难可制。此为家有患，备虑之要。凡作汤药，不可避晨夜，觉病须臾，即宜便治，不等早晚，则易愈矣。如或差迟，病即传变，虽欲除治，必难为力。服药不如方法，纵意违师，不须治之。

凡伤寒之病，多从风寒得之。始表中风寒，入里则不消矣，未有温覆而当不消散者。不在证治，拟欲攻之，犹当先解表，乃可下之。若表已解，而内不消，非大满，犹生寒热，则病不除。若表已解，而内不消，大满大实坚有燥屎，自可除下之，虽四五日，不能为祸也。若不宜下，而便攻之，内虚热入，协热遂利，烦躁诸变，不可胜数，轻者困笃，重者必死矣。

夫阳盛阴虚，汗之则死，下之则愈。阳虚阴盛，汗之则愈，下之则死。夫如是，则神丹安可以误发，甘遂何可以妄攻？虚盛之治，相背千里，吉凶之机，应若影响，岂容易哉！况桂枝下咽，阳盛即毙；承气入胃，阴盛以亡。死生之要，在乎须臾，视身之尽，不暇计日，此阴阳虚实之交错，其候至微，发汗吐下之相反，其祸至速。而医术浅狭，懵然不知病源，为治乃误，使病者殒没，自谓其分。至令冤魂塞于冥路，死尸盈于旷野，仁者鉴此，岂不痛欤！

凡两感病俱作，治有先后。发表攻里，本自不同，而执迷用意者，乃云神丹甘遂合而饮之，且解其表，又除其里。言巧似是，其理实违。夫智者之举错也，常审以慎；愚者之动作也，必果而速。安危之变，岂可诡哉。世上之士，但务彼翕习之荣，而莫见此倾危之败。惟明者居然能护其本，近取诸身，夫何远之有焉？

凡发汗温暖汤药，其方虽言日三服，若病剧不解，当促其间，可半日中尽三服。若与病相阻，即便有所觉。病重者，一日一夜当晬时观之。如服一剂，病证犹在，故当复作本汤服之。至有不肯汗出，服三剂乃解。若汗不出者，死病也。

凡得时气病，至五六日，而渴欲饮水，饮不能多，不当与也。何者？以腹中热尚少，不能消之，便更与人作病也。至七八日，大渴欲饮水者，犹当依证而与之。与之常令不足，勿极意也，言能饮一斗，与五升。若饮而腹满，小便不利，若喘若哕，不可与之也。忽然大汗出，是为自愈也。

凡得病，反能饮水，此为欲愈之病。其不晓病者，但闻病饮水自愈，小渴者乃强与饮之，因其成祸，不可复数也。

凡得病，厥脉动数，服汤药更迟，脉浮大减小，初躁后静，此皆愈证也。

凡治温病，可刺五十九穴。又身之穴，三百六十有五，其三十穴，灸之有害，七十九穴，刺之为灾，并中髓也。

脉四损，三日死。平人四息，病人脉一至，名曰

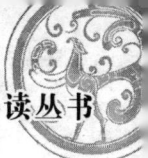

四损。

脉五损，一日死。平人五息，病人脉一至，名曰五损。

脉六损，一时死。平人六息，病人脉一至，名曰六损。

脉盛身寒，得之伤寒；脉虚身热，得之伤暑。脉阴阳俱盛，大汗出不解者死。脉阴阳俱虚，热不止者死。脉至乍数乍疏者死。脉至如转索，其日死。谵言妄语，身微热，脉浮大，手足温者生；逆冷，脉沉细者，不过一日死矣。此以前是伤寒热病证候也。

辨痉湿暍脉证第四

痉音炽，又作痓，巨郢切，下同。

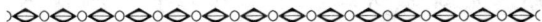

◆◇◆◇◆◇◆◇◆◇◆◇◆◇◆◇◆◇◆◇◆◇◆◇◆◇◆

伤寒所致太阳病痉湿暍，此三种宜应别论，以为与伤寒相似，故此见之。

太阳病，发热无汗，反恶寒者，名曰刚痉。

太阳病，发热汗出，而不恶寒《病源》云恶寒名曰柔痉。

太阳病，发热，脉沉而细者，名曰痉。

太阳病，发汗太多，因致痉。

病身热足寒，颈项强急，恶寒，时头热面赤，目脉赤，独头面摇，卒口噤，背反张者，痉病也。

太阳病，关节疼痛而烦，脉沉而细一作缓者，此名湿痹一云中湿湿痹之候，其人小便不利，大便反快，但当利其小便。湿家之为病，一身尽痛，发热，身色如似熏黄。湿家其人但头汗出，背强，欲得被覆向火，若下之早则哕。胸满，小便不利，舌上如胎者，以丹田有热，胸中有寒，渴欲得水，而不能饮，口燥烦也。

湿家下之，额上汗出，微喘，小便利一云不利者死，若下利不止者亦死。

问曰：风湿相抟，一身尽疼痛，法当汗出而解。值天阴雨不止，医云此可发汗，汗之病不愈者，何也？答曰：发其汗，汗大出者，但风气去，湿气在，是故不愈也。若治风湿者，发其汗，但微微似欲出汗者，风湿俱去也。

湿家病，身上疼痛，发热，面黄而喘，头痛鼻塞而烦，其脉大，自能饮食，腹中和无病，病在头中寒湿，故鼻塞，内药鼻中则愈。

病者一身尽疼，发热，日晡所剧者，此名风湿。此病伤于汗出当风，或久伤取冷所致也。

太阳中热者，暍是也。其人汗出恶寒，身热而渴也。

太阳中暍者，身热疼重，而脉微弱，此以夏月伤冷水，水行皮中所致也。

太阳中暍者，发热，恶寒，身重而疼痛，其脉弦细芤迟，小便已，洒洒然毛耸，手足逆冷，小有劳，身即热，口开，前板齿燥。若发汗，则恶寒甚；加温针，则发热甚；数下之，则淋甚。

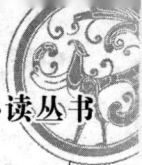

辨太阳病脉证并治上第五

合一十六法，方一十四首。

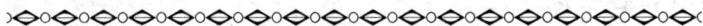

太阳之为病，脉浮，头项强痛而恶寒。

太阳病，发热，汗出，恶风，脉缓者，名为中风。

太阳病，或已发热，或未发热，必恶寒，体痛，呕逆，脉阴阳俱紧者，名为伤寒。

伤寒一日，太阳受之，脉若静者，为不传；颇欲吐，若躁烦，脉数急者，为传也。

伤寒二三日，阳明、少阳证不见者，为不传也。

太阳病，发热而渴，不恶寒者，为温病。若发汗已，身灼热者，名风温。风温为病，脉阴阳俱浮，自汗出，身重，多眠睡，鼻息必鼾，语言难出。若被下者，小便不利，直视失溲，若被火者，微发黄色，剧则如惊痫，时瘛疭，若火熏之。一逆尚引日，再逆促命期。

病有发热恶寒者，发于阳也；无热恶寒者，发于阴也。发于阳，七日愈；发于阴，六日愈。以阳数七，阴数六故也。

太阳病，头痛至七日以上自愈者，以行其经尽故也。若欲作再经者，针足阳明，使经不传则愈。

太阳病，欲解时，从巳至未上。

风家，表解而不了了者，十二日愈。

病人身太热，反欲得衣者，热在皮肤，寒在骨髓也。身大寒反不欲近衣者，寒在皮肤，热在骨髓也。

太阳中风，阳浮而阴弱。阳浮者，热自发，阴弱者，汗自出。啬啬恶寒，淅淅恶风，翕翕发热，鼻鸣干呕者，**桂枝汤**主之。方一。

桂枝三两，去皮　芍药三两　甘草二两，炙　生姜三两，切　大枣十二枚，擘

上五味，㕮咀三味，以水七升，微火煮取三升，去滓，适寒温，服一升。服已，须臾啜热稀粥一升余，以助药力。温覆令一时许，遍身漐漐，微似有汗者益佳，不可令如水流漓，病必不除。若一服汗出病差，停后服，不必尽剂。若不汗，更服依前法。又不汗，后服小促其间，半日许，令三服尽。若病重者，一日一夜服，周时观之。服一剂尽，病证犹在者，更作服。若汗不出，乃服至二三剂。禁生冷、粘滑、肉面、五辛、酒酪、臭恶等物。

太阳病，头痛，发热，汗出，恶风，桂枝汤主之。方二。用前第一方

太阳病，项背强几几，反汗出恶风者，**桂枝加葛根汤**主之。方三。

葛根四两　麻黄三两，去节　芍药二两　生姜三两，切　甘草二两，炙　大枣十二枚，擘　桂枝二两，去皮

上七味，以水一斗，先煮麻黄、葛根，减二升，去上沫，内诸药，煮取三升，去滓。温服一升，覆取微似汗，不须啜粥，余如桂枝法将息及禁忌。臣亿等谨按，仲景本论，太阳中风自汗用桂枝，伤寒无汗用麻黄，今证云汗出恶风，而方中有麻黄，恐非本意也。第三卷有葛根汤证，云

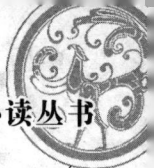

无汗，恶风，正与此方同，是合用麻黄也。此云桂枝加葛根汤，恐是桂枝中但加葛根耳。

太阳病，下之后，其气上冲者，可与桂枝汤。方用前法。若不上冲者，不得与之。四。

太阳病三日，已发汗，若吐，若下，若温针，仍不解者，此为坏病，桂枝不中与之也。观其脉证，知犯何逆，随证治之。桂枝本为解肌，若其人脉浮紧，发热汗不出者，不可与之也。常须识此，勿令误也。五。

若酒客病，不可与桂枝汤，得之则呕，以酒客不喜甘故也。

喘家，作桂枝汤加厚朴杏子，佳。六。

凡服桂枝汤吐者，其后必吐脓血也。

太阳病，发汗，遂漏不止，其人恶风，小便难，四肢微急，难以屈伸者，**桂枝加附子汤**主之。方七。

桂枝三两，去皮　芍药三两　甘草三两，炙　生姜三两，切　大枣十二枚，擘　附子一枚，炮，去皮，破八片

上六味，以水七升，煮取三升，去滓，温服一升。本云桂枝汤，今加附子。将息如前法。

太阳病，下之后，脉促胸满者，**桂枝去芍药汤**主之。方八。促，一作纵。

桂枝三两，去皮　甘草二两，炙　生姜三两，切　大枣十二枚，擘

上四味，以水七升，煮取三升，去滓，温服一升。本云，桂枝汤今去芍药。将息如前法。

若微寒者，**桂枝去芍药加附子汤**主之。方九。

桂枝三两，去皮　甘草二两，炙　生姜三两，切　大

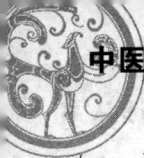

枣十二枚，擘　附子一枚，炮，去皮，破八片

上五味，以水七升，煮取三升，去滓，温服一升。本云，桂枝汤今去芍药，加附子。将息如前法。

太阳病，得之八九日，如疟状，发热恶寒，热多寒少，其人不呕，清便欲自可，一日二三度发。脉微缓者，为欲愈也；脉微而恶寒者，此阴阳俱虚，不可更发汗、更下、更吐也；面色反有热色者，未欲解也，以其不能得小汗出，身必痒，宜**桂枝麻黄各半汤**。方十。

桂枝一两十六铢，去皮　芍药　生姜切　甘草炙　麻黄各一两，去节　大枣四枚，擘　杏仁二十四枚，汤浸，去皮尖及两仁者

上七味，以水五升，先煮麻黄一二沸，去上沫，内诸药，煮取一升八合，去滓，温服六合。本云，桂枝汤三合，麻黄汤三合，并为六合，顿服。将息如上法。臣亿等谨按：桂枝汤方，桂枝、芍药、生姜各三两，甘草二两，大枣十二枚。麻黄汤方，麻黄三两，桂枝二两，甘草一两，杏仁七十个。今以算法约之，二汤各取三分之一，即得桂枝一两十六铢，芍药、生姜、甘草各一两，大枣四枚，杏仁二十三个零三分枝之一，收之得二十四个，合方。详此方乃三分之一，非各半也，宜云合半汤。

太阳病，初服桂枝汤，反烦不解者，先刺风池、风府，却与桂枝汤则愈。十一。用前第一方。

服桂枝汤，大汗出，脉洪大者，与桂枝汤，如前法。若形似疟，一日再发者，汗出必解，宜**桂枝二麻黄一汤**。方十二。

桂枝一两十七铢，去皮　芍药一两六铢　麻黄十六铢，

去节　生姜一两六铢，切　杏仁十六个，去皮尖　甘草一两二铢，炙　大枣五枚，擘

上七味，以水五升，先煮麻黄一二沸，去上沫，内诸药，煮取二升，去滓，温服一升，日再服。本云，桂枝汤二分，麻黄汤一分，合为二升，分再服。今合为一方，将息如前法。臣亿等谨按：桂枝汤方，桂枝、芍药、生姜各三两，甘草二两，大枣十二枚。麻黄汤方，麻黄三两，桂枝二两，甘草一两，杏仁七十个。今以算法约之，桂枝汤取十二分之五，即得桂枝、芍药、生姜各一两六铢，甘草二十铢，大枣五枚。麻黄汤取九分之二，即得麻黄十六铢，桂枝十铢三分铢之二，收之得十一铢，甘草五铢三分铢之一，收得六铢，杏仁十五个九分枚之四，收之得十六个。二汤所取相合，即共得桂枝一两十七铢，麻黄十六铢，生姜、芍药各一两六铢，甘草一两二铢，大枣五枚，杏仁十六个，合方。

服桂枝汤，大汗出后，大烦渴不解，脉洪大者，**白虎加人参汤**主之。方十三。

知母六两　石膏一斤，碎，绵裹　甘草炙，二两　粳米六合　人参三两

上五味，以水一斗，煮米熟汤成，去滓，温服一升，日三服。

太阳病，发热恶寒，热多寒少。脉微弱者，此无阳也，不可发汗，宜**桂枝二越婢一汤**。方十四。

桂枝去皮　芍药　麻黄　甘草各十八铢，炙　大枣四枚，擘　生姜一两二铢，切　石膏二十四铢，碎，绵裹

上七味，以水五升，煮麻黄一二沸，去上沫，内诸药，煮取二升，去滓，温服一升。本云，当裁为越婢汤桂枝汤，合之饮一升。今合为一方，桂枝汤二分，越婢

汤一分。臣亿等谨按：桂枝汤方，桂枝、芍药、生姜各三两，甘草二两，大枣十二枚。越婢汤方，麻黄二两，生姜三两，甘草二两，石膏半斤，大枣十五枚。今以算法约之，桂枝汤取四分之一，即得桂枝、芍药、生姜各十八铢，甘草十二铢，大枣三枚。越婢汤取八分之一，即得麻黄十八铢，生姜九铢，甘草六铢，石膏二十四铢，大枣一枚八分之七，弃之。二汤所取相合，即共得桂枝、芍药、甘草、麻黄各十八铢，生姜一两三铢，石膏二十四铢，大枣四枚，合方。旧云：桂枝三，今取四分之一，即当云桂枝二也。越婢汤方，见仲景杂方中。《外台秘要》一云起脾汤。

服桂枝汤，或下之，仍头项强痛，翕翕发热，无汗，心下满，微痛，小便不利者，**桂枝去桂加茯苓白术汤**主之。方十五。

芍药三两　甘草二两，炙　生姜切　白术　茯苓各三两　大枣十二枚，擘

上六味，以水八升，煮取三升，去滓，温服一升，小便利则愈。本云桂枝汤，今去桂枝，加茯苓，白术。

伤寒脉浮，自汗出，小便数，心烦，微恶寒，脚挛急，反与桂枝，欲攻其表，此误也，得之便厥。咽中干，烦躁，吐逆者，作甘草干姜汤与之，以复其阳。若厥愈足温者，更作芍药甘草汤与之，其脚即伸。若胃气不和谵语者，少与调胃承气汤。若重发汗，复加烧针者，四逆汤主之。方十六。

甘草干姜汤方

甘草四两，炙　干姜二两

上二味，以水三升，煮取一升五合，去滓，分温再服。

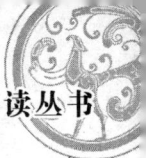

芍药甘草汤方

白芍药　甘草各四两，炙

上二味，以水三升，煮取一升五合，去滓，分温再服。

调胃承气汤方

大黄四两，去皮，清酒洗　甘草二两，炙　芒消半升

上三味，以水三升，煮取一升，去滓，内芒消，更上火微煮令沸，少少温服之。

四逆汤方

甘草二两，炙　干姜一两半　附子一枚，生用，去皮，破八片

上三味，以水三升，煮取一升二合，去滓，分温再服。强人可大附子一枚，干姜三两。

问曰：证象阳旦，按法治之而增剧，厥逆，咽中干，两胫拘急而谵语。师曰：言夜半手足当温，两脚当伸，后如师言。何以知此？答曰：寸口脉浮而大，浮为风，大为虚，风则生微热，虚则两胫挛，病形象桂枝，因加附子参其间，增桂令汗出，附子温经，亡阳故也。厥逆，咽中干，烦躁，阳明内结，谵语烦乱，更饮甘草干姜汤，夜半阳气还，两足当热，胫尚微拘急，重与芍药甘草汤，尔乃胫伸，以承气汤微溏，则止其谵语，故知病可愈。

伤寒论

卷第三

汉　张仲景　述
晋　王叔和　撰次
宋　林　亿　校正
明　赵开美　校刻
　　沈　琳　仝校

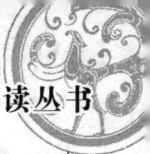

卷第三

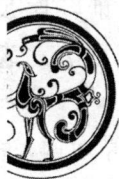

辨太阳病脉证并治中第六

合六十六法，方三十九首。
并见太阳阳明合病法。

太阳病，项背强几几，无汗恶风，**葛根汤**主之。方一。

葛根四两　麻黄三两，去节　桂枝二两，去皮　生姜三两，切　甘草二两，炙　芍药二两　大枣十二枚，擘

上七味，以水一斗，先煮麻黄、葛根，减二升，去白沫，内诸药，煮取三升，去滓，温服一升，覆取微似汗，余如桂枝法将息及禁忌。诸汤皆仿此。

太阳与阳明合病者，必自下利，葛根汤主之。方二。用前第一方。一云，用后第四方。

太阳与阳明合病，不下利但呕者，**葛根加半夏汤**主之。方三。

葛根四两　麻黄三两，去节　甘草二两，炙　芍药二两　桂枝二两，去皮　生姜二两，切　半夏半升，洗　大枣十二枚，擘

上八味，以水一斗，先煮葛根、麻黄，减二升，去白沫，内诸药，煮取三升，去滓，温服一升。覆取微

35

似汗。

太阳病，桂枝证，医反下之，利遂不止，脉促者，表未解也，喘而汗出者，**葛根黄芩黄连汤**主之。方四。促，一作纵。

葛根半斤　甘草二两，炙　黄芩三两　黄连三两

上四味，以水八升，先煮葛根，减二升，内诸药，煮取二升，去滓，分温再服。

太阳病，头痛发热，身疼腰痛，骨节疼痛，恶风无汗而喘者，**麻黄汤**主之。方五。

麻黄三两，去节　桂枝二两，去皮　甘草一两，炙　杏仁七十个，去皮尖

上四味，以水九升，先煮麻黄，减二升，去上沫，内诸药，煮取二升半，去滓，温服八合。覆取微似汗，不须啜粥，余如桂枝法将息。

太阳与阳明合病，喘而胸满者，不可下，宜麻黄汤。六。用前第五方。

太阳病，十日以去，脉浮细而嗜卧者，外已解也。设胸满胁痛者，与小柴胡汤。脉但浮者，与麻黄汤。七。用前第五方。

小柴胡汤方

柴胡半斤　黄芩　人参　甘草炙　生姜各三两，切　大枣十二枚，擘　半夏半升，洗

上七味，以水一斗二升，煮取六升，去滓，再煎取三升，温服一升，日三服。

太阳中风，脉浮紧，发热恶寒，身疼痛，不汗出而烦躁者，大青龙汤主之。若脉微弱，汗出恶风者，不可

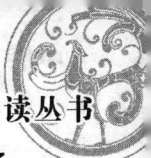

服之。服之则厥逆，筋惕肉瞤，此为逆也。**大青龙汤**方。八。

麻黄六两，去节　桂枝二两，去皮　甘草二两，炙　杏仁四十枚，去皮尖　生姜三两，切　大枣十枚，擘　石膏如鸡子大，碎

上七味，以水九升，先煮麻黄，减二升，去上沫，内诸药，煮取三升，去滓，温服一升，取微似汗。汗出多者，温粉粉之。一服汗者，停后服。若复服，汗多亡阳遂一作逆虚，恶风烦躁，不得眠也。

伤寒脉浮缓，身不疼，但重，乍有轻时，无少阴证者，大青龙汤发之。九。用前第八方。

伤寒表不解，心下有水气，干呕发热而咳，或渴，或利，或噎，或小便不利，少腹满，或喘者，**小青龙汤**主之。方十。

麻黄去节　芍药　细辛　干姜　甘草炙　桂枝各三两，去皮　五味子半升　半夏半升，洗

上八味，以水一斗，先煮麻黄，减二升，去上沫，内诸药，煮取三升，去滓，温服一升。若渴，去半夏，加栝楼根三两；若微利，去麻黄，加荛花，如一鸡子，熬令赤色；若噎者，去麻黄，加附子一枚，炮；若小便不利，少腹满者，去麻黄，加茯苓四两；若喘，去麻黄，加杏仁半升，去皮尖。且荛花不治利，麻黄主喘，今此语反之，疑非仲景意。臣亿等谨按：小青龙汤大要治水。又按《本草》，荛花下十二水，若水去，利则止也。又按《千金》，形肿者应内麻黄，乃内杏仁者，以麻黄发其阳故也。以此证之，岂非仲景意也。

伤寒心下有水气，咳而微喘，发热不渴。服汤已渴者，此寒去欲解也。小青龙汤主之。十一。用前第十方。

太阳病，外证未解，脉浮弱者，当以汗解，宜**桂枝汤**。方十二。

桂枝去皮　芍药　生姜各三两，切　甘草二两，炙

大枣十二枚，擘

上五味，以水七升，煮取三升，去滓，温服一升。须臾啜热稀粥一升，助药力，取微汗。

太阳病，下之微喘者，表未解故也，**桂枝加厚朴杏子汤**主之。方十三。

桂枝三两，去皮　甘草二两，炙　生姜三两，切　芍药三两　大枣十二枚，擘　厚朴二两，炙，去皮　杏仁五十枚，去皮尖

上七味，以水七升，微火煮取三升，去滓，温服一升，覆取微似汗。

太阳病，外证未解，不可下也，下之为逆，欲解外者，宜桂枝汤。十四。用前第十二方。

太阳病，先发汗不解，而复下之，脉浮者不愈。浮为在外，而反下之，故令不愈。今脉浮，故在外，当须解外则愈，宜桂枝汤。十五。用前第十二方。

太阳病，脉浮紧，无汗，发热，身疼痛，八九日不解，表证仍在，此当发其汗。服药已微除，其人发烦目瞑，剧者必衄，衄乃解。所以然者，阳气重故也。麻黄汤主之。十六。用前第五方。

太阳病，脉浮紧，发热，身无汗，自衄者，愈。

二阳并病，太阳初得病时，发其汗，汗先出不彻，

因转属阳明，续自微汗出，不恶寒。若太阳病证不罢者，不可下，下之为逆，如此可小发汗。设面色缘缘正赤者，阳气怫郁在表，当解之熏之。若发汗不彻，不足言，阳气怫郁不得越，当汗不汗，其人躁烦，不知痛处，乍在腹中，乍在四肢，按之不可得，其人短气，但坐以汗出不彻故也，更发汗则愈。何以知汗出不彻？以脉涩故知也。

脉浮数者，法当汗出而愈。若下之，身重心悸者，不可发汗，当自汗出乃解。所以然者，尺中脉微，此里虚，须表里实，津液自和，便自汗出愈。

脉浮紧者，法当身疼痛，宜以汗解之。假令尺中迟者，不可发汗。何以知然？以荣气不足，血少故也。

脉浮者，病在表，可发汗，宜麻黄汤。十七。用前第五方，法用桂枝汤。

脉浮而数者，可发汗，宜麻黄汤。十八。用前第五方。

病常自汗出者，此为荣气和，荣气和者，外不谐，以卫气不共荣气谐和故尔。以荣行脉中，卫行脉外。复发其汗，荣卫和则愈。宜桂枝汤。十九。用前第十二方。

病人脏无他病，时发热，自汗出，而不愈者，此卫气不和也。先其时发汗则愈，宜桂枝汤。二十。用前第十二方。

伤寒脉浮紧，不发汗，因致衄者，麻黄汤主之。二十一。用前第五方。

伤寒不大便六七日，头痛有热者，与承气汤。其小便清者一云大便青，知不在里，仍在表也，当须发汗。

若头痛者，必衄。宜桂枝汤。二十二。用前第十二方。

伤寒发汗已解，半日许复烦，脉浮数者，可更发汗，宜桂枝汤。二十三。用前第十二方。

凡病若发汗、若吐、若下、若亡血、亡津液、阴阳自和者，必自愈。

大下之后，复发汗，小便不利者，亡津液故也。勿治之，得小便利，必自愈。

下之后，复发汗，必振寒，脉微细。所以然者，以内外俱虚故也。

下之后，复发汗，昼日烦躁不得眠，夜而安静，不呕，不渴，无表证，脉沉微，身无大热者，**干姜附子汤**主之。方二十四。

干姜一两　附子一枚，生用，去皮，切八片

上二味，以水三升，煮取一升，去滓，顿服。

发汗后，身疼痛，脉沉迟者，**桂枝加芍药生姜各一两人参三两新加汤**主之。方二十五。

桂枝三两，去皮　芍药四两　甘草二两，炙　人参三两　大枣十二枚，擘　生姜四两

上六味，以水一斗二升，煮取三升，去滓，温服一升。本云桂枝汤，今加芍药生姜人参。

发汗后，不可更行桂枝汤，汗出而喘，无大热者，可与**麻黄杏仁甘草石膏汤**。方二十六。

麻黄四两，去节　杏仁五十个，去皮尖　甘草二两，炙石膏半斤，碎，绵裹

上四味，以水七升，煮麻黄，减二升，去上沫，内诸药，煮取二升，去滓，温服一升。本云，黄耳杯。

发汗过多，其人叉手自冒心，心下悸，欲得按者，**桂枝甘草汤**主之。方二十七。

桂枝四两，去皮　甘草二两，炙

上二味，以水三升，煮取一升，去滓，顿服。

发汗后，其人脐下悸者，欲作奔豚，**茯苓桂枝甘草大枣汤**主之。方二十八。

茯苓半斤　桂枝四两，去皮　甘草二两，炙　大枣十五枚，擘

上四味，以甘烂水一斗，先煮茯苓，减二升，内诸药，煮取三升，去滓，温服一升，日三服。

作甘烂水法，取水二斗，置大盆内，以杓扬之，水上有珠子五六千颗相逐，取用之。

发汗后，腹胀满者，**厚朴生姜半夏甘草人参汤**主之。方二十九。

厚朴半斤，炙，去皮　生姜半斤，切　半夏半升，洗　甘草二两　人参一两

上五味，以水一斗，煮取三升，去滓，温服一升，日三服。

伤寒若吐、若下后，心下逆满，气上冲胸，起则头眩，脉沉紧，发汗则动经，身为振振摇者，**茯苓桂枝白术甘草汤**主之。方三十。

茯苓四两　桂枝三两，去皮　白术　甘草各二两，炙

上四味，以水六升，煮取三升，去滓，分温三服。

发汗，病不解，反恶寒者，虚故也，**芍药甘草附子汤**主之。方三十一。

芍药　甘草各三两，炙　附子一枚，炮，去皮，破八片

上三味，以水五升，煮取一升五合，去滓，分温三服。疑非仲景方。

发汗，若下之，病仍不解，烦躁者，**茯苓四逆汤**主之。方三十二。

茯苓四两　　人参一两　　附子一枚，生用，去皮，破八片
甘草二两，炙　　干姜一两半

上五味，以水五升，煮取三升，去滓，温服七合，日二服。

发汗后，恶寒者，虚故也。不恶寒，但热者，实也。当和胃气，**与调胃承气汤**。方三十三。《玉函》云，与小承气汤。

芒消半升　　甘草二两，炙　　大黄四两，去皮，清酒洗

上三味，以水三升，煮取一升，去滓，内芒消，更煮两沸，顿服。

太阳病，发汗后，大汗出，胃中干，烦躁不得眠，欲得饮水者，少少与饮之，令胃气和则愈。若脉浮，小便不利，微热消渴者，**五苓散**主之。方三十四。即猪苓散是。

猪苓十八铢，去皮　　泽泻一两六铢　　白术十八铢　　茯苓十八铢　　桂枝半两，去皮

上五味，捣为散，以白饮和服方寸匕，日三服，多饮暖水，汗出愈。如法将息。

发汗已，脉浮数烦渴者，五苓散主之。三十五。用前第三十四方。

伤寒，汗出而渴者，五苓散主之；不渴者，**茯苓甘草汤**主之。方三十六。

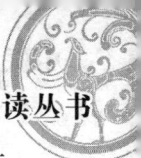

茯苓二两　桂枝二两，去皮　甘草一两，炙　生姜三两，切

上四味，以水四升，煮取二升，去滓，分温三服。

中风发热，六七日不解而烦，有表里证，渴欲饮水，水入则吐者，名曰水逆，五苓散主之。三十七。用前第三十四方。

未持脉时，病人手叉自冒心，师因教试令咳而不咳者，此必两耳聋无闻也。所以然者，以重发汗，虚，故如此。发汗后，饮水多必喘，以水灌之亦喘。

发汗后，水药不得入口为逆，若更发汗，必吐下不止。发汗吐下后，虚烦不得眠，若剧者，必反覆颠倒音到，下同，心中懊侬上乌浩，下奴冬切，下同，栀子豉汤主之；若少气者，栀子甘草豉汤主之；若呕者，栀子生姜豉汤主之。三十八。

栀子豉汤方

栀子十四个，擘　香豉四合，绵裹

上二味，以水四升，先煮栀子，得二升半，内豉，煮取一升半，去滓，分为二服，温进一服，得吐者，止后服。

栀子甘草豉汤方

栀子十四个，擘　甘草二两，炙　香豉四合，绵裹

上三味，以水四升，先煮栀子、甘草，取二升半，内豉，煮取一升半，去滓，分二服，温进一服，得吐者，止后服。

栀子生姜豉汤方

栀子十四个，擘　生姜五两　香豉四合，绵裹

上三味，以水四升，先煮栀子、生姜，取二升半，内豉，煮取一升半，去滓，分二服，温进一服，得吐者，止后服。

发汗若下之而烦热，胸中窒者，栀子豉汤主之。三十九。用上初方。

伤寒五六日，大下之后，身热不去，心中结痛者，未欲解也，栀子豉汤主之。四十。用上初方。

伤寒下后，心烦腹满，卧起不安者，**栀子厚朴汤**主之。方四十一。

栀子十四个，擘　厚朴四两，炙，去皮　枳实四枚，水浸，炙令黄

上三味，以水三升半，煮取一升半，去滓，分二服，温进一服，得吐者，止后服。

伤寒，医以丸药大下之，身热不去，微烦者，**栀子干姜汤**主之。方四十二。

栀子十四个，擘　干姜二两

上二味，以水三升半，煮取一升半，去滓，分二服，温进一服，得吐者，止后服。

凡用栀子汤，病人旧微溏者，不可与服之。

太阳病发汗，汗出不解，其人仍发热，心下悸，头眩，身瞤动，振振欲擗一作僻地者，**真武汤**主之。方四十三。

茯苓　芍药　生姜各三两，切　白术二两　附子一枚，炮，去皮，破八片

上五味，以水八升，煮取三升，去滓，温服七合，日三服。

咽喉干燥者，不可发汗。

淋家不可发汗，发汗必便血。

疮家虽身疼痛，不可发汗，汗出则痉。

衄家不可发汗，汗出必额上陷，脉急紧，直视不能眴音唤，又胡绢切，下同。一作瞬不得眠。

亡血家不可发汗，发汗则寒栗而振。

汗家重发汗，必恍惚心乱，小便已阴疼，与禹余粮丸。四十四。方本阙。

病人有寒，复发汗，胃中冷，必吐蛔。一作逆。

本发汗，而复下之，此为逆也；若先发汗，治不为逆。本先下之，而反汗之，为逆；若先下之，治不为逆。

伤寒，医下之，续得下利，清谷不止，身疼痛者，急当救里；后身疼痛，清便自调者，急当救表。救里宜四逆汤，救表宜桂枝汤。四十五。用前第十二方。

病发热头痛，脉反沉，若不差，身体疼痛，当救其里。**四逆汤**方。

甘草二两，炙　干姜一两半　附子一枚，生用，去皮，破八片

上三味，以水三升，煮取一升二合，去滓，分温再服。强人可大附子一枚，干姜三两。

太阳病，先下而不愈，因复发汗，以此表里俱虚，其人因致冒，冒家汗出自愈。所以然者，汗出表和故也。里未和，然后复下之。

太阳病未解，脉阴阳俱停一作微，必先振栗汗出而解。但阳脉微者，先汗出而解，但阴脉微一作尺脉实者，

下之而解。若欲下之，宜调胃承气汤。四十六。用前第三十方，一云，用大柴胡汤。

太阳病，发热汗出者，此为荣弱卫强，故使汗出，欲救邪风者，宜桂枝汤。四十七。方用前法。

伤寒五六日中风，往来寒热，胸胁苦满，嘿嘿不欲饮食，心烦喜呕，或胸中烦而不呕，或渴，或腹中痛，或胁下痞鞕，或心下悸，小便不利，或不渴，身有微热，或欬者，**小柴胡汤**主之。方四十八。

柴胡半斤　黄芩三两　人参三两　半夏半升，洗　甘草炙　生姜各三两，切　大枣十二枚，擘

上七味，以水一斗二升，煮取六升，去滓，再煎取三升，温服一升，日三服。若胸中烦而不呕者，去半夏、人参，加栝楼实一枚；若渴，去半夏，加人参，合前成四两半，栝楼根四两；若腹中痛者，去黄芩，加芍药三两；若胁下痞鞕，去大枣，加牡蛎四两；若心下悸，小便不利者，去黄芩，加茯苓四两；若不渴，外有微热者，去人参，加桂枝三两，温覆微汗愈；若欬者，去人参、大枣、生姜，加五味子半升，干姜二两。

血弱气尽，腠理开，邪气因入，与正气相抟，结于胁下，正邪分争，往来寒热，休作有时，嘿嘿不欲饮食，藏府相连，其痛必下，邪高痛下，故使呕也一云脏腑相违，其病必下，胁鬲中痛，小柴胡汤主之。服柴胡汤已，渴者，属阳明，以法治之。四十九。用前方。

得病六七日，脉迟浮弱，恶风寒，手足温，医二三下之，不能食，而胁下满痛，面目及身黄，颈项强，小便难者，与柴胡汤，后必下重；本渴饮水而呕者，柴胡

汤不中与也，食谷者哕。

伤寒四五日，身热恶风，颈项强，胁下满，手足温而渴者，小柴胡汤主之。五十。用前方。

伤寒，阳脉涩，阴脉弦，法当腹中急痛，先与小建中汤，不差者，小柴胡汤主之。五十一。用前方。

小建中汤方

桂枝三两，去皮　甘草二两，炙　大枣十二枚，擘
芍药六两　生姜三两，切　胶饴一升

上六味，以水七升，煮取三升，去滓，内饴，更上微火消解，温服一升，日三服。呕家不可用建中汤，以甜故也。

伤寒中风，有柴胡证，但见一证便是，不必悉具。凡柴胡汤病证而下之，若柴胡证不罢者，复与柴胡汤，必蒸蒸而振，却复发热汗出而解。

伤寒二三日，心中悸而烦者，小建中汤主之。五十二。用前第五十一方。

太阳病，过经十余日，反二三下之，后四五日，柴胡证仍在者，先与小柴胡。呕不止，心下急一云，呕止小安，郁郁微烦者，为未解也，与**大柴胡汤**，下之则愈。方五十三。

柴胡半斤　黄芩三两　芍药三两　半夏半升，洗　生姜五两，切　枳实四枚，炙　大枣十二枚，擘

上七味，以水一斗二升，煮取六升，去滓再煎，温服一升，日三服。一方加大黄二两。若不加，恐不为大柴胡汤。

伤寒十三日不解，胸胁满而呕，日晡所发潮热，已

而微利，此本柴胡证，下之以不得利，今反利者，知医以丸药下之，此非其治也。潮热者，实也，先宜服小柴胡汤以解外，后以**柴胡加芒消汤**主之。五十四。

柴胡二两十六铢　黄芩一两　人参一两　甘草一两，炙　生姜一两，切　半夏二十铢，本云五枚，洗　大枣四枚，擘　芒消二两

上八味，以水四升，煮取二升，去滓，内芒消，更煮微沸，分温再服，不解更作。臣亿等谨按：《金匮玉函》方中无芒消。别一方云，以水七升，下芒消二合，大黄四两，桑螵蛸五枚，煮取一升半，服五合，微下即愈。本云柴胡再服，以解其外，余二升加芒消、大黄、桑螵蛸也。

伤寒十三日，过经谵语者，以有热也，当以汤下之。若小便利者，大便当鞕，而反下利，脉调和者，知医以丸药下之，非其治也。若自下利者，脉当微厥，今反和者，此为内实也，调胃承气汤主之。五十五。用前第三十三方。

太阳病不解，热结膀胱，其人如狂，血自下，下者愈。其外不解者，尚未可攻，当先解其外；外解已，但少腹急结者，乃可攻之，**宜桃核承气汤**。方五十六。后云，解外宜桂枝汤。

桃仁五十个，去皮尖　大黄四两　桂枝二两，去皮　甘草二两，炙　芒消二两

上五味，以水七升，煮取二升半，去滓，内芒消，更上火，微沸下火，先食温服五合，日三服，当微利。

伤寒八九日，下之，胸满烦惊，小便不利，谵语，一身尽重，不可转侧者，**柴胡加龙骨牡蛎汤**主之。方五

十七。

柴胡四两　龙骨　黄芩　生姜切　铅丹　人参　桂枝去皮　茯苓各一两半　半夏二合半，洗　大黄二两　牡蛎一两半，熬　大枣六枚，擘

上十二味，以水八升，煮取四升，内大黄，切如棋子，更煮一两沸，去滓，温服一升。本云柴胡汤，今加龙骨等。

伤寒，腹满谵语，寸口脉浮而紧，此肝乘脾也，名曰纵，刺期门。五十八。

伤寒发热，啬啬恶寒，大渴欲饮水，其腹必满，自汗出，小便利，其病欲解，此肝乘肺也，名曰横，刺期门。五十九。

太阳病，二日反躁，凡熨其背，而大汗出，大热入胃一作二日内，烧瓦熨背，大汗出，火气入胃，胃中水竭，躁烦必发谵语。十余日振栗自下利者，此为欲解也。故其汗从腰以下不得汗，欲小便不得，反呕，欲失溲，足下恶风，大便鞕，小便当数，而反不数，及不多，大便已，头卓然而痛，其人足心必热，谷气下流故也。

太阳病中风，以火劫发汗，邪风被火热，血气流溢，失其常度。两阳相熏灼，其身发黄。阳盛则欲衄，阴虚小便难。阴阳俱虚竭，身体则枯燥，但头汗出，剂颈而还，腹满微喘，口干咽烂，或不大便，久则谵语，甚者至哕，手足躁扰，捻衣摸床。小便利者，其人可治。

伤寒脉浮，医以火迫劫之，亡阳必惊狂，卧起不安者，**桂枝去芍药加蜀漆牡蛎龙骨救逆汤**主之。方六十。

桂枝三两，去皮　甘草二两，炙　生姜三两，切　大枣十二枚，擘　牡蛎五两，熬　蜀漆三两，洗去腥　龙骨四两

上七味，以水一斗二升，先煮蜀漆，减二升，内诸药，煮取三升，去滓，温服一升。本云桂枝汤，今去芍药，加蜀漆牡蛎龙骨。

形作伤寒，其脉不弦紧而弱。弱者必渴，被火必谵语。弱者发热脉浮，解之当汗出愈。

太阳病，以火熏之，不得汗，其人必躁，到经不解，必清血，名为火邪。

脉浮热甚，而反灸之，此为实，实以虚治，因火而动，必咽燥吐血。

微数之脉，慎不可灸，因火为邪，则为烦逆，追虚逐实，血散脉中，火气虽微，内攻有力，焦骨伤筋，血难复也。脉浮，宜以汗解，用火灸之，邪无从出，因火而盛，病从腰以下，必重而痹，名火逆也。欲自解者，必当先烦，烦乃有汗而解。何以知之？脉浮故知汗出解。

烧针令其汗，针处被寒，核起而赤者，必发奔豚。气从少腹上冲心者，灸其核上各一壮，**与桂枝加桂汤，**更加桂二两也。方六十一。

桂枝五两，去皮　芍药三两　生姜三两，切　甘草二两，炙　大枣十二枚，擘

上五味，以水七升，煮取三升，去滓，温服一升。本云桂枝汤，今加桂满五两，所以加桂者，以能泄奔豚气也。

火逆下之，因烧针烦躁者，**桂枝甘草龙骨牡蛎汤**主之。方六十二。

桂枝一两，去皮　甘草二两，炙　牡蛎二两，熬　龙骨二两

上四味，以水五升，煮取二升半，去滓，温服八合，日三服。

太阳伤寒者，加温针必惊也。

太阳病，当恶寒发热，今自汗出，反不恶寒发热，关上脉细数者，以医吐之过也。一二日吐之者，腹中饥，口不能食；三四日吐之者，不喜糜粥，欲食冷食，朝食暮吐。以医吐之所致也，此为小逆。

太阳病吐之，但太阳病当恶寒，今反不恶寒，不欲近衣，此为吐之内烦也。

病人脉数，数为热，当消谷引食，而反吐者，此以发汗，令阳气微，膈气虚，脉乃数也。数为客热，不能消谷，以胃中虚冷，故吐也。

太阳病，过经十余日，心下温温欲吐，而胸中痛，大便反溏，腹微满，郁郁微烦。先此时自极吐下者，与调胃承气汤。若不尔者，不可与。但欲呕，胸中痛，微溏者，此非柴胡汤证，以呕故知极吐下也。调胃承气汤。六十三。用前第三十三方。

太阳病六七日，表证仍在，脉微而沉，反不结胸，其人发狂者，以热在下焦，少腹当鞕满，小便自利者，下血乃愈。所以然者，以太阳随经，瘀热在里故也。**抵当汤**主之。方六十四。

水蛭熬　虻虫各三十个，去翅足，熬　桃仁二十个，

去皮尖　大黄三两，酒洗

上四味，以水五升，煮取三升，去滓，温服一升。不下，更服。

太阳病身黄，脉沉结，少腹鞕，小便不利者，为无血也。小便自利，其人如狂者，血证谛也，抵当汤主之。六十五。用前方。

伤寒有热，少腹满，应小便不利，今反利者，为有血也，当下之，不可余药，宜**抵当丸**。方六十六。

水蛭二十个，熬　虻虫二十个，去翅足，熬　桃仁二十五个，去皮尖　大黄三两

上四味，捣分四丸，以水一升，煮一丸，取七合服之，晬时当下血，若不下者更服。

太阳病，小便利者，以饮水多，必心下悸；小便少者，必苦里急也。

伤寒论

卷第四

汉	张仲景	述
晋	王叔和	撰次
宋	林亿	校正
明	赵开美	校刻
	沈琳	仝校

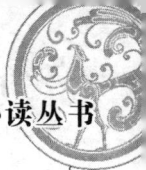

卷第四

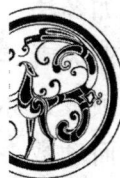

辨太阳病脉证并治下第七

合三十九法。方三十首。
并见太阳少阳合病法。

问曰：病有结胸，有脏结，其状何如？答曰：按之痛，寸脉浮，关脉沉，名曰结胸也。

何谓脏结？答曰：如结胸状，饮食如故，时时下利，寸脉浮，关脉小细沉紧，名曰脏结。舌上白胎滑者，难治。

脏结无阳证，不往来寒热一云，寒而不热，其人反静，舌上胎滑者，不可攻也。

病发于阳，而反下之，热入因作结胸；病发于阴，而反下之一作汗出，因作痞也。所以成结胸者，以下之太早故也。结胸者，项亦强，如柔痓状，下之则和，宜**大陷胸丸**。方一。

大黄半斤　葶苈子半升，熬　芒消半升　杏仁半升，去皮尖，熬黑

上四味，捣筛二味，内杏仁芒消，合研如脂，和散，取如弹丸一枚，别捣甘遂末一钱匕，白蜜二合，水

二升，煮取一升，温顿服之，一宿乃下，如不下，更服，取下为效，禁如药法。

结胸证，其脉浮大者，不可下，下之则死。

结胸证悉具，烦躁者亦死。

太阳病，脉浮而动数，浮则为风，数则为热，动则为痛，数则为虚。头痛发热，微盗汗出，而反恶寒者，表未解也。医反下之，动数变迟，膈内拒痛一云头痛即眩，胃中空虚，客气动膈，短气躁烦，心中懊侬，阳气内陷，心下因鞕，则为结胸，大陷胸汤主之。若不结胸，但头汗出，余处无汗，剂颈而还，小便不利，身必发黄，**大陷胸汤**。方二。

大黄六两去皮　芒消一升　甘遂一钱匕

上三味，以水六升，先煮大黄取二升，去滓，内芒消，煮一两沸，内甘遂末，温服一升，得快利止后服。

伤寒六七日，结胸热实，脉沉而紧，心下痛，按之石鞕者，大陷胸汤主之。三。用前第二方。

伤寒十余日，热结在里，复往来寒热者，与大柴胡汤。但结胸，无大热者，此为水结在胸胁也。但头微汗出者，大陷胸汤主之。四。用前第二方。

大柴胡汤方

柴胡半斤　枳实四枚，炙　生姜五两，切　黄芩三两　芍药三两　半夏半升，洗　大枣十二枚，擘

上七味，以水一斗二升，煮取六升，去滓再煎；温服一升，日三服。一方加大黄二两，若不加，恐不名大柴胡汤。

太阳病，重发汗而复下之，不大便五六日，舌上燥

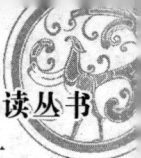

而渴，日晡所小有潮热一云日晡所发，心胸大烦，从心下至少腹鞕满，而痛不可近者，大陷胸汤主之。五。用前第二方。

小结胸病，正在心下，按之则痛，脉浮滑者，**小陷胸汤**主之。方六。

黄连一两　半夏半升，洗　栝楼实大者一枚

上三味，以水六升，先煮栝楼，取三升，去滓，内诸药，煮取二升，去滓，分温三服。

太阳病，二三日，不能卧，但欲起，心下必结，脉微弱者，此本有寒分也。反下之，若利止，必作结胸；未止者，四日复下之，此作协热利也。

太阳病，下之，其脉促一作纵，不结胸者，此为欲解也。脉浮者，必结胸。脉紧者，必咽痛。脉弦者，必两胁拘急。脉细数者，头痛未止。脉沉紧者，必欲呕。脉沉滑者，协热利。脉浮滑者，必下血。

病在阳，应以汗解之，反以冷水潠之若灌之，其热被劫不得去，弥更益烦，肉上粟起，意欲饮水，反不渴者，服文蛤散；若不差者，与五苓散。寒实结胸，无热证者，与三物小陷胸汤。用前第六方。

白散亦可服。七。一云与三物小白散。

文蛤散方

文蛤五两

上一味为散，以沸汤和一方寸匕服，汤用五合。

五苓散方

猪苓十八铢，去黑皮　白术十八铢　泽泻一两六铢
茯苓十八铢　桂枝半两，去皮

上五味为散，更于臼中治之，白饮和方寸匕服之，日三服，多饮暖水，汗出愈。

白散方

桔梗三分　巴豆一分，去皮心，熬黑研如脂　贝母三分

上三味为散，内巴豆，更于臼中杵之，以白饮和服，强人半钱匕，羸者减之。病在膈上必吐，在膈下必利，不利，进热粥一杯，利过不止，进冷粥一杯。身热皮粟不解，欲引衣自覆，若以水潠之、洗之，益令热却不得出，当汗而不汗则烦。假令汗出已，腹中痛，与芍药三两如上法。

太阳与少阳并病，头项强痛，或眩冒，时如结胸，心下痞鞕者，当刺大椎第一间，肺俞、肝俞，慎不可发汗；发汗则谵语，脉弦，五日谵语不止，当刺期门。八。

妇人中风，发热恶寒，经水适来，得之七八日，热除而脉迟身凉，胸胁下满，如结胸状，谵语者，此为热入血室也，当刺期门，随其实而取之。九。

妇人中风，七八日续得寒热，发作有时，经水适断者，此为热入血室，其血必结，故使如疟状，发作有时，**小柴胡汤**主之。方十。

柴胡半斤　黄芩三两　人参三两　半夏半升，洗　甘草三两　生姜三两，切　大枣十二枚，擘

上七味，以水一斗二升，煮取六升，去滓，再煎取三升，温服一升，日三服。

妇人伤寒，发热，经水适来，昼日明了，暮则谵语，如见鬼状者，此为热入血室，无犯胃气，及上二焦，必自愈。十一。

伤寒六七日，发热，微恶寒，支节烦疼，微呕，心下支结，外证未去者，**柴胡桂枝汤**主之。方十二。

桂枝去皮　黄芩一两半　人参一两半　甘草一两，炙　半夏二合半，洗　芍药一两半　大枣六枚，擘　生姜一两半，切　柴胡四两

上九味，以水七升，煮取三升，去滓，温服一升，本云人参汤，作如桂枝法，加半夏、柴胡、黄芩，复如柴胡法，今用人参作半剂。

伤寒五六日，已发汗而复下之，胸胁满微结，小便不利，渴而不呕，但头汗出，往来寒热心烦者，此为未解也，**柴胡桂枝干姜汤**主之。方十三。

柴胡半斤　桂枝三两，去皮　干姜二两　栝楼根四两　黄芩三两　牡蛎二两，熬　甘草二两，炙

上七味，以水一斗二升，煮取六升，去滓，再煎取三升，温服一升，日三服，初服微烦，复服汗出便愈。

伤寒五六日，头汗出，微恶寒，手足冷，心下满，口不欲食，大便鞕，脉细者，此为阳微结，必有表，复有里也，脉沉亦在里也。汗出为阳微，假令纯阴结，不得复有外证，悉入在里，此为半在里半在外也。脉虽沉紧，不得为少阴病。所以然者，阴不得有汗，今头汗出，故知非少阴也，可与小柴胡汤。设不了了者，得屎而解。十四。用前第十方。

伤寒五六日，呕而发热者，柴胡汤证具，而以他药下之，柴胡证仍在者，复与柴胡汤。此虽已下之，不为逆，必蒸蒸而振，却发热汗出而解。若心下满而鞕痛者，此为结胸也，大陷胸汤主之。但满而不痛者，此为

痞，柴胡不中与之，**宜半夏泻心汤**。方十五。

半夏半升，洗　黄芩　干姜　人参　甘草炙，各三两
黄连一两　大枣十二枚，擘

上七味，以水一斗，煮取六升，去滓，再煎取三
升，温服一升，日三服。须大陷胸汤者，方用前第二
法。一方用半夏一升

太阳少阳并病，而反下之，成结胸，心下鞕，下利
不止，水浆不下，其人心烦。

脉浮而紧，而复下之，紧反入里，则作痞，按之自
濡，但气痞耳。

太阳中风，下利呕逆，表解者，乃可攻之。其人漐
漐汗出，发作有时，头痛，心下痞鞕满，引胁下痛，干
呕短气，汗出不恶寒者，此表解里未和也。**十枣汤**主
之。方十六。

芫花熬　甘遂　大戟

上三味等分，各别捣为散，以水一升半，先煮大枣
肥者十枚，取八合，去滓，内药末，强人服一钱匕，羸
人服半钱，温服之，平旦服。若下少，病不除者，明日
更服，加半钱，得快下利后，糜粥自养。

太阳病，医发汗，遂发热恶寒，因复下之，心下
痞，表里俱虚，阴阳气并竭。无阳则阴独，复加烧针，
因胸烦，面色青黄，肤瞤者，难治；今色微黄，手足温
者，易愈。

心下痞，按之濡，其脉关上浮者，**大黄黄连泻心汤**
主之。方十七。

大黄二两　黄连一两

上二味，以麻沸汤二升渍之，须臾绞去滓，分温再服。臣亿等看详：大黄黄连泻心汤，诸本皆二味，又后附子泻心汤，用大黄、黄连、黄芩、附子，恐是前方中亦有黄芩，后但加附子也，故后云附子泻心汤。本云加附子也。

心下痞，而复恶寒汗出者，**附子泻心汤**主之。方十八。

大黄二两　黄连一两　黄芩一两　附子一枚，炮，去皮，破，别煮取汁

上四味，切三味，以麻沸汤二升渍之，须臾绞去滓，内附子汁，分温再服。

本以下之，故心下痞，与泻心汤。痞不解，其人渴而口燥烦，小便不利者，五苓散主之。十九。一方云，忍之一日乃愈。用前第七证方。

伤寒，汗出解之后，胃中不和，心下痞鞕，干噫食臭，胁下有水气，腹中雷鸣下利者，**生姜泻心汤**主之。方二十。

生姜四两，切　甘草三两，炙　人参三两　干姜一两　黄芩三两　半夏半升，洗　黄连一两　大枣十二枚，擘

上八味，以水一斗，煮取六升，去滓，再煎取三升，温服一升，日三服。附子泻心汤，本云加附子。半夏泻心汤、甘草泻心汤，同体别名耳。生姜泻心汤，本云理中人参黄芩汤，去桂枝、术，加黄连并泻肝法。

伤寒中风，医反下之，其人下利日数十行，谷不化，腹中雷鸣，心下痞鞕而满，干呕心烦不得安，医见心下痞，谓病不尽，复下之，其痞益甚，此非结热，但以胃中虚，客气上逆，故使鞕也，**甘草泻心汤**主之。方二十一。

甘草四两，炙　黄芩三两　干姜三两　半夏半升，洗
大枣十二枚，擘　黄连一两

上六味，以水一斗，煮取六升，去滓，再煎取三
升，温服一升，日三服。臣亿等谨按：上生姜泻心汤法，本
云理中人参黄芩汤，今详泻心以疗痞，痞气因发阴而生，是半
夏、生姜、甘草泻心三方，皆本于理中也，其方必各有人参。
今甘草泻心汤中无者，脱落之也。又按《千金》并《外台秘
要》，治伤寒食用此方，皆有人参，知脱落无疑。

伤寒服汤药，下利不止，心下痞鞭，服泻心汤已，
复以他药下之，利不止，医以理中与之，利益甚。理中
者，理中焦，此利在下焦，赤石脂禹余粮汤主之。复不
止者，当利其小便。**赤石脂禹余粮汤**。方二十二。

赤石脂一斤，碎　太一禹余粮一斤，碎

上二味，以水六升，煮取二升，去滓，分温三服。

伤寒吐下后，发汗，虚烦，脉甚微，八九日心下痞
鞭，胁下痛，气上冲咽喉，眩冒，经脉动惕者，久而成
痿。

伤寒发汗，若吐若下，解后心下痞鞭，噫气不除
者，**旋覆代赭汤**主之。方二十三。

旋覆花三两　人参二两　生姜五两　代赭一两　甘草
三两，炙　半夏半升，洗　大枣十二枚，擘

上七味，以水一斗，煮取六升，去滓，再煎取三
升。温服一升，日三服。

下后不可更行桂枝汤，若汗出而喘，无大热者，可
与**麻黄杏子甘草石膏汤**。方二十四。

麻黄四两　杏仁五十个，去皮尖　甘草二两，炙　石

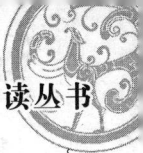

膏半斤，碎，绵裹

上四味，以水七升，先煮麻黄，减二升，去白沫，内诸药，煮取三升，去滓，温服一升。本云黄耳杯。

太阳病，外证未除，而数下之，遂协热而利，利下不止，心下痞鞕，表里不解者，**桂枝人参汤**主之。方二十五。

桂枝四两，别切　甘草四两，炙　白术三两　人参三两　干姜三两

上五味，以水九升，先煮四味，取五升，内桂，更煮取三升，去滓，温服一升，日再，夜一服。

伤寒大下后，复发汗，心下痞，恶寒者，表未解也。不可攻痞，当先解表，表解乃可攻痞。解表宜桂枝汤，攻痞宜大黄黄连泻心汤。二十六。泻心汤用前第十七方。

伤寒发热，汗出不解，心中痞鞕，呕吐而下利者，大柴胡汤主之。二十七。用前第四方。

病如桂枝证，头不痛，项不强，寸脉微浮，胸中痞鞕，气上冲喉咽，不得息者，此为胸有寒也。当吐之，宜**瓜蒂散**。方二十八。

瓜蒂一分，熬黄　赤小豆一分

上二味，各别捣筛，为散已，合治之，取一钱匕，以香豉一合，用热汤七合，煮作稀糜，去滓，取汁和散，温顿服之。不吐者，少少加，得快吐乃止。诸亡血虚家，不可与瓜蒂散。

病胁下素有痞，连在脐傍，痛引少腹，入阴筋者，此名脏结，死。二十九。

伤寒若吐若下后，七八日不解，热结在里，表里俱

热，时时恶风，大渴，舌上干燥而烦，欲饮水数升者，**白虎加人参汤**主之。方三十。

知母六两　石膏一斤，碎　甘草二两，炙　人参二两
粳米六合

上五味，以水一斗，煮米熟，汤成去滓，温服一升，日三服。此方立夏后立秋前乃可服，立秋后不可服。正月二月三月尚凛冷，亦不可与服之，与之则呕利而腹痛。诸亡血虚家亦不可与，得之则腹痛。利者但可温之，当愈。

伤寒无大热，口燥渴，心烦，背微恶寒者，白虎加人参汤主之。三十一。用前方。

伤寒脉浮，发热无汗，其表不解，不可与白虎汤。渴欲饮水，无表证者，白虎加人参汤主之。三十二。用前方。

太阳少阳并病，心下鞕，颈项强而眩者，当刺大椎、肺俞、肝俞，慎勿下之。三十三。

太阳与少阳合病，自下利者，与黄芩汤；若呕者，黄芩加半夏生姜汤主之。三十四。

黄芩汤方

黄芩三两　芍药二两　甘草二两，炙　大枣十二枚，擘

上四味，以水一斗，煮取三升，去滓，温服一升，日再，夜一服。

黄芩加半夏生姜汤方

黄芩三两　芍药二两　甘草二两，炙　大枣十二枚，擘　半夏半升，洗　生姜一两半，一方三两，切

上六味，以水一斗，煮取三升，去滓，温服一升，

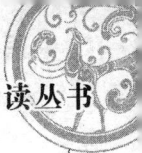

日再，夜一服。

伤寒胸中有热，胃中有邪气，腹中痛，欲呕吐者，**黄连汤**主之。方三十五。

黄连三两　甘草三两，炙　干姜三两　桂枝三两，去皮　人参二两　半夏半升，洗　大枣十二枚，擘

上七味，以水一斗，煮取六升，去滓，温服，昼三夜二。疑非仲景方。

伤寒八九日，风湿相抟，身体疼烦，不能自转侧，不呕，不渴，脉浮虚而涩者，桂枝附子汤主之。若其人大便鞕一云脐下心下鞕，小便自利者，去桂加白术汤主之。三十六。

桂枝附子汤方

桂枝四两，去皮　附子三枚，炮，去皮，破　生姜三两，切　大枣十二枚，擘　甘草二两，炙

上五味，以水六升，煮取二升，去滓，分温三服。

去桂加白术汤方

附子三枚，炮，去皮，破　白术四两　生姜三两，切　甘草　二两，炙　大枣十二枚，擘

上五味，以水六升，煮取二升，去滓，分温三服。初一服，其人身如痹，半日许复服之，三服都尽，其人如冒状，勿怪，此以附子、术，并走皮内，逐水气未得除，故使之耳，法当加桂四两。此本一方二法，以大便鞕，小便自利，去桂也；以大便不鞕，小便不利，当加桂，附子三枚恐多也，虚弱家及产妇，宜减服之。

风湿相抟，骨节疼烦，掣痛不得屈伸，近之则痛剧，汗出短气，小便不利，恶风不欲去衣，或身微肿

者，**甘草附子汤**主之。方三十七。

甘草二两，炙　附子二枚，炮，去皮，破　白术二两
桂枝四两，去皮

上四味，以水六升，煮取三升，去滓，温服一升，
日三服。初服得微汗则解，能食，汗止复烦者，将服五
合，恐一升多者，宜服六七合为始。

伤寒脉浮滑，此以表有热，里有寒，**白虎汤**主之。
方三十八。

知母六两　石膏一斤，碎　甘草二两，炙　粳米六合

上四味，以水一斗，煮米熟，汤成去滓，温服一
升，日三服。臣亿等谨按：前篇云，热结在里，表里俱热者，
白虎汤主之。又云其表不解，不可与白虎汤。此云脉浮滑，表
有热，里有寒者，必表里字差矣。又阳明一证云，脉浮迟，表
热里寒，四逆汤主之。又少阴一证云，里寒外热，通脉四逆汤
主之，以此表里自差明矣。《千金翼》云白通汤，非也。

伤寒脉结代，心动悸，**炙甘草汤**主之。方三十九。

甘草四两，炙　生姜三两，切　人参二两　生地黄一
斤　桂枝三两，去皮　阿胶二两　麦门冬半升，去心　麻
仁半升　大枣三十枚，擘

上九味，以清酒七升，水八升，先煮八味，取三
升，去滓，内胶，烊消尽，温服一升，日三服。一名复
脉汤。

脉按之来缓，时一止复来者，名曰结。又脉来动而
中止，更来小数，中有还者反动，名曰结，阴也。脉来
动而中止，不能自还，因而复动者，名曰代，阴也。得
此脉者，必难治。

伤寒论

卷第五

汉　张仲景　述
晋　王叔和　撰次
宋　林　亿　校正
明　赵开美　校刻
　　沈　琳　仝校

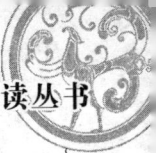

卷第五

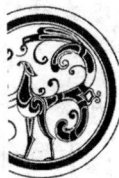

辨阳明病脉证并治第八

合四十四法，方一十首，一方附，
并见阳明少阳合病法。

问曰：病有太阳阳明，有正阳阳明，有少阳阳明，何谓也？答曰：太阳阳明者，脾约一云络是也；正阳阳明者，胃家实是也；少阳阳明者，发汗利小便已，胃中燥烦实，大便难是也。

阳明之为病，胃家实一作寒是也。

问曰：何缘得阳明病？答曰：太阳病，若发汗，若下，若利小便，此亡津液，胃中干燥，因转属阳明。不更衣，内实，大便难者，此名阳明也。

问曰：阳明病外证云何？答曰：身热，汗自出，不恶寒，反恶热也。

问曰：病有得之一日，不发热而恶寒者，何也？答曰：虽得之一日，恶寒将自罢，即自汗出而恶热也。

问曰：恶寒何故自罢？答曰：阳明居中，主土也，万物所归，无所复传，始虽恶寒，二日自止，此为阳明病也。

本太阳，初得病时，发其汗，汗先出不彻，因转属阳明也。伤寒发热，无汗，呕不能食，而反汗出濈濈然者，是转属阳明也。

伤寒三日，阳明脉大。

伤寒脉浮而缓，手足自温者，是为系在太阴。太阴者，身当发黄，若小便自利者，不能发黄。至七八日大便鞕者，为阳明病也。

伤寒转系阳明者，其人濈然微汗出也。

阳明中风，口苦咽干，腹满微喘，发热恶寒，脉浮而紧，若下之，则腹满小便难也。

阳明病，若能食，名中风；不能食，名中寒。

阳明病，若中寒者，不能食，小便不利，手足濈然汗出，此欲作固瘕，必大便初鞕后溏。所以然者，以胃中冷，水谷不别故也。

阳明病，初欲食，小便反不利，大便自调，其人骨节疼，翕翕如有热状，奄然发狂，濈然汗出而解者，此水不胜谷气，与汗共并，脉紧则愈。

阳明病，欲解时，从申至戌上。

阳明病，不能食，攻其热必哕。所以然者，胃中虚冷故也。以其人本虚，攻其热必哕。

阳明病，脉迟，食难用饱，饱则微烦头眩，必小便难，此欲作谷瘅。虽下之，腹满如故。所以然者，脉迟故也。

阳明病，法多汗，反无汗，其身如虫行皮中状者，此以久虚故也。

阳明病，反无汗，而小便利，二三日呕而咳，手足厥者，必苦头痛。若不咳不呕，手足不厥者，头不痛。一云冬阳明。

阳明病，但头眩不恶寒，故能食而咳，其人咽必痛。若不咳者，咽不痛。一云冬阳明。

阳明病，无汗，小便不利，心中懊憹者，身必发黄。

阳明病，被火，额上微汗出，而小便不利者，必发黄。

阳明病，脉浮而紧者，必潮热，发作有时，但浮者，必盗汗出。

阳明病，口燥但欲漱水，不欲咽者，此必衄。

阳明病，本自汗出，医更重发汗，病已差，尚微烦不了了者，此必大便鞕故也。以亡津液，胃中干燥，故令大便鞕。当问其小便日几行，若本小便日三四行，今日再行，故知大便不久出。今为小便数少，以津液当还入胃中，故知不久必大便也。

伤寒呕多，虽有阳明证，不可攻之。

阳明病，心下鞕满者，不可攻之。攻之利遂不止者死，利止者愈。

阳明病，面合色赤，不可攻之，必发热。色黄者，小便不利也。

阳明病，不吐不下，心烦者，可与**调胃承气汤**。方一。

甘草二两，炙　芒消半升　大黄四两，清酒洗

上三味，切，以水三升，煮二物至一升，去滓，内芒消，更上微火一二沸，温顿服之，以调胃气。

阳明病，脉迟，虽汗出不恶寒者，其身必重，短

气,腹满而喘,有潮热者,此外欲解,可攻里也。手足濈然汗出者,此大便已鞕也,大承气汤主之。若汗多,微发热恶寒者,外未解也一法与桂枝汤,其热不潮,未可与承气汤。若腹大满不通者,可与小承气汤,微和胃气,勿令至大泄下。**大承气汤**。方二。

大黄四两,酒洗 厚朴半斤,炙,去皮 枳实五枚,炙芒消三合

上四味,以水一斗,先煮二物,取五升,去滓,内大黄,更煮取二升,去滓,内芒消,更上微火一两沸,分温再服,得下,余勿服。

小承气汤方

大黄四两 厚朴二两,炙,去皮 枳实三枚,大者,炙

上三味,以水四升,煮取一升二合,去滓,分温二服。初服汤当更衣,不尔者,尽饮之,若更衣者,勿服之。

阳明病,潮热,大便微鞕者,可与大承气汤;不鞕者,不可与之。若不大便六七日,恐有燥屎,欲知之法,少与小承气汤,汤入腹中,转失气者,此有燥屎也,乃可攻之。若不转失气者,此但初头鞕,后必溏,不可攻之,攻之必胀满不能食也。欲饮水者,与水则哕。其后发热者,必大便复鞕而少也,以小承气汤和之。不转失气者,慎不可攻也。小承气汤。三。用前第二方。

夫实则谵语,虚则郑声。郑声者,重语也。直视谵语,喘满者死,下利者亦死。

发汗多,若重发汗者,亡其阳。谵语,脉短者死,脉自和者不死。

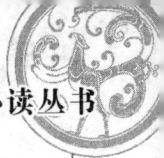

伤寒若吐若下后不解，不大便五六日，上至十余日，日晡所发潮热，不恶寒，独语如见鬼状。若剧者，发则不识人，循衣摸床，惕而不安一云顺衣妄撮，怵惕不安，微喘直视，脉弦者生，涩者死。微者，但发热评语者，大承气汤主之。若一服利，则止后服。四。用前第二方。

阳明病，其人多汗，以津液外出，胃中燥，大便必鞕，鞕则评语，小承气汤主之。若一服评语止者，更莫复服。五。用前第二方。

阳明病，评语发潮热，脉滑而疾者，小承气汤主之。因与承气汤一升，腹中转气者，更服一升，若不转气者，勿更与之。明日又不大便，脉反微涩者，里虚也，为难治，不可更与承气汤也。六。用前第二方。

阳明病，评语有潮热，反不能食者，胃中必有燥屎五六枚也。若能食者，但鞕耳，宜大承气汤下之。七。用前第二方。

阳明病，下血评语者，此为热入血室，但头汗出者，刺期门，随其实而泻之，濈然汗出则愈。

汗汗一作卧出评语者，以有燥屎在胃中，此为风也，须下者，过经乃可下之。下之若早，语言必乱，以表虚里实故也。下之愈，宜大承气汤。八。用前第二方，一云大柴胡汤。

伤寒四五日，脉沉而喘满，沉为在里，而反发其汗，津液越出，大便为难，表虚里实，久则评语。

三阳合病，腹满身重，难以转侧，口不仁，面垢又作枯，一云向经，评语遗尿，发汗则评语，下之则额上生汗，手足逆冷。若自汗出者，**白虎汤**主之。方九。

知母六两　石膏一斤，碎　甘草二两，炙　粳米六合

上四味，以水一斗，煮米熟，汤成去滓。温服一升，日三服。

二阳并病，太阳证罢，但发潮热，手足漐漐汗出，大便难而谵语者，下之则愈，宜大承气汤。十。用前第二方。

阳明病，脉浮而紧，咽燥口苦，腹满而喘，发热汗出，不恶寒反恶热，身重。若发汗则躁，心愦愦公对切反谵语。若加温针，必怵惕烦躁不得眠。若下之，则胃中空虚，客气动膈，心中懊憹，舌上胎者，**栀子豉汤**主之。方十一。

肥栀子十四枚，擘　香豉四合，绵裹

上二味，以水四升，煮栀子，取二升半，去滓，内豉，更煮取一升半，去滓。分二服，温进一服，得快吐者，止后服。

若渴欲饮水，口干舌燥者，**白虎加人参汤**主之。方十二。

知母六两　石膏一斤，碎　甘草二两，炙　粳米六合　人参三两

上五味，以水一斗，煮米熟，汤成去滓。温服一升，日三服。

若脉浮发热，渴欲饮水，小便不利者，**猪苓汤**主之。方十三。

猪苓去皮　茯苓　泽泻　阿胶　滑石碎，各一两

上五味，以水四升，先煮四味，取二升，去滓，内阿胶烊消，温服七合，日三服。

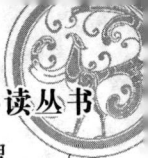

阳明病，汗出多而渴者，不可与猪苓汤，以汗多胃中燥，猪苓汤复利其小便故也。

脉浮而迟，表热里寒，下利清谷者，**四逆汤**主之。方十四。

甘草二两，炙　干姜一两半　附子一枚，生用，去皮，破八片

上三味，以水三升，煮取一升二合，去滓，分温二服。强人可大附子一枚，干姜三两。

若胃中虚冷，不能食者，饮水则哕。

脉浮发热，口干鼻燥，能食者则衄。

阳明病，下之，其外有热，手足温，不结胸，心中懊憹，饥不能食，但头汗出者，栀子豉汤主之。十五。用前第十一方。

阳明病，发潮热，大便溏，小便自可，胸胁满不去者，**与小柴胡汤**。方十六。

柴胡半斤　黄芩三两　人参三两　半夏半升，洗　甘草三两，炙　生姜三两，切　大枣十二枚，擘

上七味，以水一斗二升，煮取六升，去滓，再煎取三升。温服一升，日三服。

阳明病，胁下鞕满，不大便而呕，舌上白胎者，可与小柴胡汤。上焦得通，津液得下，胃气因和，身濈然汗出而解。十七。用上方。

阳明中风，脉弦浮大而短气，腹都满，胁下及心痛，久按之气不通，鼻干不得汗，嗜卧，一身及目悉黄，小便难，有潮热，时时哕，耳前后肿，刺之小差，外不解，病过十日，脉续浮者，与小柴胡汤。十八。用上方。

75

脉但浮，无余证者，与麻黄汤。若不尿，腹满加哕者，不治。**麻黄汤**。方十九。

麻黄三两，去节 桂枝二两，去皮 甘草一两，炙 杏仁七十个，去皮尖

上四味，以水九升，煮麻黄，减二升，去白沫，内诸药，煮取二升半，去滓。温服八合，覆取微似汗。

阳明病，自汗出，若发汗，小便自利者，此为津液内竭，虽鞭不可攻下之，当须自欲大便，宜蜜煎导而通之。若土瓜根及大猪胆汁，皆可为导。二十。

蜜煎方

食蜜七合

上一味，于铜器内，微火煎，当须凝如饴状，搅之勿令焦著，欲可丸，并手捻作挺，令头锐，大如指，长二寸许。当热时急作，冷则鞭。以内谷道中，以手急抱，欲大便时乃去之。疑非仲景意，已试甚良。

又大猪胆一枚，泻汁，和少许法醋，以灌谷道内，如一食顷，当大便出宿食恶物，甚效。

阳明病，脉迟，汗出多，微恶寒者，表未解也，可发汗，**宜桂枝汤**。二十一。

桂枝三两，去皮 芍药三两 生姜二两 甘草二两，炙 大枣十二枚，擘

上五味，以水七升，煮取三升，去滓，温服一升，须臾啜热稀粥一升，以助药力取汗。

阳明病，脉浮，无汗而喘者，发汗则愈，宜麻黄汤。二十二。用前第十九方。

阳明病，发热汗出者，此为热越，不能发黄也。但

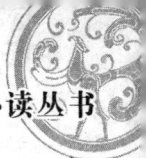

头汗出，身无汗，剂颈而还，小便不利，渴引水浆者，此为瘀热在里，身必发黄，**茵陈蒿汤**主之。方二十三。

茵陈蒿六两　栀子十四枚，擘　大黄二两，去皮

上三味，以水一斗二升，先煮茵陈，减六升，内二味，煮取三升，去滓，分三服。小便当利，尿如皂荚汁状，色正赤，一宿腹减，黄从小便去也。

阳明证，其人喜忘者，必有蓄血。所以然者，本有久瘀血，故令喜忘。屎虽鞕，大便反易，其色必黑者，宜**抵当汤**下之。方二十四。

水蛭熬　虻虫去翅足，熬，各三十个　大黄三两，酒洗
桃仁二十个，去皮尖及两人者

上四味，以水五升，煮取三升，去滓，温服一升，不下更服。

阳明病，下之，心中懊憹而烦，胃中有燥屎者，可攻。腹微满，初头鞕，后必溏，不可攻之。若有燥屎者，宜大承气汤。方二十五。用前第二方。

病人不大便五六日，绕脐痛，烦躁，发作有时者，此有燥屎，故使不大便也。

病人烦热，汗出则解，又如疟状，日晡所发热者，属阳明也。脉实者，宜下之；脉浮虚者，宜发汗。下之与大承气汤，发汗宜桂枝汤。二十六。大承气汤用前第二方，桂枝汤用前第二十一方。

大下后，六七日不大便，烦不解，腹满痛者，此有燥屎也。所以然者，本有宿食故也，宜大承气汤。二十七。用前第二方。

病人小便不利，大便乍难乍易，时有微热，喘冒一

作怫郁不能卧者，有燥屎也，宜大承气汤。二十八。用前第二方。

食谷欲呕，属阳明也，吴茱萸汤主之。得汤反剧者，属上焦也。**吴茱萸汤**。方二十九。

吴茱萸一升，洗　人参三两　生姜六两，切　大枣十二枚，擘

上四味，以水七升，煮取二升，去滓，温服七合，日三服。

太阳病，寸缓关浮尺弱，其人发热汗出，复恶寒，不呕，但心下痞者，此以医下之也。如其不下者，病人不恶寒而渴者，此转属阳明也。小便数者，大便必鞕，不更衣十日，无所苦也。渴欲饮水，少少与之，但以法救之。渴者，宜**五苓散**。方三十。

猪苓去皮　白术　茯苓各十八铢　泽泻一两六铢　桂枝半两，去皮

上五味，为散，白饮和服方寸匕，日三服。

脉阳微而汗出少者，为自和一作如也，汗出多者，为太过。阳脉实，因发其汗，出多者，亦为太过。太过者，为阳绝于里，亡津液，大便因鞕也。

脉浮而芤，浮为阳，芤为阴，浮芤相抟，胃气生热，其阳则绝。

趺阳脉浮而涩，浮则胃气强，涩则小便数，浮涩相抟，大便则鞕，其脾为约，**麻子仁丸**主之。方三十一。

麻子仁二升　芍药半斤　枳实半斤，炙　大黄一斤，去皮　厚朴一尺，炙，去皮　杏仁一升，去皮尖，熬，别作脂

上六味，蜜和丸如梧桐子大，饮服十丸，日三服，

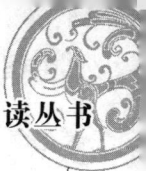

渐加，以知为度。

太阳病三日，发汗不解，蒸蒸发热者，属胃也，调胃承气汤主之。方三十二。用前第一方。

伤寒吐后，腹胀满者，与调胃承气汤。三十三。用前第一方。

太阳病，若吐若下若发汗后，微烦，小便数，大便因鞕者，与小承气汤和之，愈。三十四。用前第二方。

得病二三日，脉弱，无太阳柴胡证，烦躁，心下鞕，至四五日，虽能食，以小承气汤，少少与，微和之，令小安，至六日，与承气汤一升。若不大便六七日，小便少者，虽不受食一云不大便，但初头鞕，后必溏，未定成鞕，攻之必溏；须小便利，屎定鞕，乃可攻之，宜大承气汤。三十五。用前第二方。

伤寒六七日，目中不了了，睛不和，无表里证，大便难，身微热者，此为实也，急下之，宜大承气汤。三十六。用前第二方。

阳明病，发热汗多者，急下之，宜大承气汤。三十七。用前第二方。一云大柴胡汤。

发汗不解，腹满痛者，急下之，宜大承气汤。三十八。用前第二方。

腹满不减，减不足言，当下之，宜大承气汤。三十九。用前第二方。

阳明少阳合病，必下利，其脉不负者，为顺也。负者，失也，互相克贼，名为负也。脉滑而数者，有宿食也，当下之，宜大承气汤。四十。用前第二方。

病人无表里证，发热七八日，虽脉浮数者，可下之。

假令已下，脉数不解，合热则消谷喜饥，至六七日不大便者，有瘀血，宜抵当汤。四十一。用前第二十四方。

若脉数不解，而下不止，必协热便脓血也。

伤寒发汗已，身目为黄，所以然者，以寒湿—作温在里不解故也，以为不可下也，于寒湿中求之。

伤寒七八日，身黄如橘子色，小便不利，腹微满者，茵陈蒿汤主之。四十二。用前第二十三方。

伤寒身黄发热，**栀子檗皮汤**主之。方四十三。

肥栀子十五个，擘　甘草一两，炙　黄檗二两

上三味，以水四升，煮取一升半，去滓，分温再服。

伤寒瘀热在里，身必黄，**麻黄连轺赤小豆汤**主之。方四十四。

麻黄二两，去节　连轺二两，连翘根是　杏仁四十个，去皮尖　赤小豆一升　大枣十二枚，擘　生梓白皮切，一升　生姜二两，切　甘草二两，炙

上八味，以潦水一斗，先煮麻黄再沸，去上沫，内诸药，煮取三升，去滓，分温三服，半日服尽。

辨少阳病脉证并治第九

方一首，并见三阳合病法。

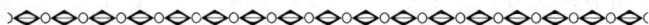

少阳之为病，口苦、咽干、目眩也。

少阳中风，两耳无所闻，目赤，胸中满而烦者，不可吐下，吐下则悸而惊。

伤寒，脉弦细，头痛发热者，属少阳。少阳不可发汗，发汗则谵语，此属胃，胃和则愈，胃不和，烦而悸一云躁。

本太阳病不解，转入少阳者，胁下鞕满，干呕不能食，往来寒热，尚未吐下，脉沉紧者，与**小柴胡汤**。方一。

柴胡八两　人参三两　黄芩三两　甘草三两，炙　半夏半升，洗　生姜三两，切　大枣十二枚，擘

上七味，以水一斗二升，煮取六升，去滓，再煎取三升。温服一升，日三服。

若已吐下、发汗、温针，谵语，柴胡汤证罢，此为坏病。知犯何逆，以法治之。

三阳合病，脉浮大，上关上，但欲眠睡，目合则汗。

伤寒六七日，无大热，其人躁烦者，此为阳去入阴故也。

伤寒三日，三阳为尽，三阴当受邪，其人反能食而不呕，此为三阴不受邪也。

伤寒三日，少阳脉小者，欲已也。

少阳病，欲解时，从寅至辰上。

伤寒论

卷第六

汉　张仲景　述

晋　王叔和　撰次

宋　林　亿　校正

明　赵开美　校刻

　　沈　琳　仝校

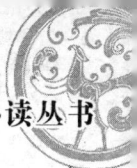

卷第六

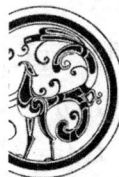

辨太阴病脉证并治第十

合三法，方三首。

太阴之为病，腹满而吐，食不下，自利益甚，时腹自痛。若下之，必胸下结鞕。

太阴中风，四肢烦疼，阳微阴涩而长者，为欲愈。

太阴病，欲解时，从亥至丑上。

太阴病，脉浮者，可发汗，宜**桂枝汤**。方一。

桂枝三两，去皮　芍药三两　甘草二两，炙　生姜三两，切　大枣十二枚，擘

上五味，以水七升，煮取三升，去滓，温服一升。须臾啜热稀粥一升，以助药力，温覆取汗。

自利不渴者，属太阴，以其脏有寒故也，当温之，宜服四逆辈。二。

伤寒脉浮而缓，手足自温者，系在太阴。太阴当发身黄，若小便自利者，不能发黄。至七八日，虽暴烦下利日十余行，必自止，以脾家实，腐秽当去故也。

本太阳病，医反下之，因尔腹满时痛者，属太阴也，桂枝加芍药汤主之。大实痛者，桂枝加大黄汤主

之。三。

桂枝加芍药汤方

桂枝三两，去皮　芍药六两　甘草二两，炙　大枣十二枚，擘　生姜三两，切

上五味，以水七升，煮取三升，去滓，温分三服。本云桂枝汤，今加芍药。

桂枝加大黄汤方

桂枝三两，去皮　大黄二两　芍药六两　生姜三两，切　甘草二两，炙　大枣十二枚，擘。

上六味，以水七升，煮取三升，去滓。温服一升，日三服。

太阴为病，脉弱，其人续自便利，设当行大黄芍药者，宜减之，以其人胃气弱，易动故也。下利者，先煎芍药三沸。

辨少阴病脉证并治第十一

合二十三法，方一十九首。

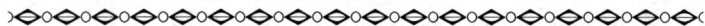

少阴之为病，脉微细，但欲寐也。

少阴病，欲吐不吐，心烦，但欲寐，五六日自利而渴者，属少阴也，虚故引水自救。若小便色白者，少阴病形悉具。小便白者，以下焦虚有寒，不能制水，故令色白也。

病人脉阴阳俱紧，反汗出者，亡阳也，此属少阴，法当咽痛而复吐利。

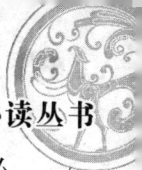

少阴病，咳而下利谵语者，被火气劫故也，小便必难，以强责少阴汗也。

少阴病，脉细沉数，病为在里，不可发汗。

少阴病，脉微，不可发汗，亡阳故也。阳已虚，尺脉弱涩者，复不可下之。

少阴病，脉紧，至七八日，自下利，脉暴微，手足反温，脉紧反去者，为欲解也，虽烦下利，必自愈。

少阴病，下利，若利自止，恶寒而蜷卧，手足温者，可治。

少阴病，恶寒而蜷，时自烦，欲去衣被者，可治。

少阴中风，脉阳微阴浮者，为欲愈。

少阴病，欲解时，从子至寅上。

少阴病，吐利，手足不逆冷，反发热者，不死。脉不至者至一作足，灸少阴七壮。

少阴病，八九日，一身手足尽热者，以热在膀胱，必便血也。

少阴病，但厥无汗，而强发之，必动其血，未知从何道出，或从口鼻，或从目出者，是名下厥上竭，为难治。

少阴病，恶寒，身蜷而利，手足逆冷者，不治。

少阴病，吐利躁烦，四逆者死。

少阴病，下利止而头眩，时时自冒者死。

少阴病，四逆，恶寒而身蜷，脉不至，不烦而躁者死一作吐利而躁逆者死。

少阴病，六七日，息高者死。

少阴病，脉微细沉，但欲卧，汗出不烦，自欲吐，至五六日自利，复烦躁，不得卧寐者死。

少阴病，始得之，反发热脉沉者，**麻黄细辛附子汤**主之。方一。

麻黄二两，去节　细辛二两　附子一枚，炮，去皮，破八片

上三味，以水一斗，先煮麻黄，减二升，去上沫，内诸药，煮取三升，去滓，温服一升，日三服。

少阴病，得之二三日，**麻黄附子甘草汤**，微发汗。以二三日无证，故微发汗也。方二。

麻黄二两，去节　甘草二两，炙　附子一枚，炮，去皮，破八片

上三味，以水七升，先煮麻黄一两沸，去上沫，内诸药，煮取三升，去滓，温服一升，日三服。

少阴病，得之二三日以上，心中烦，不得卧，**黄连阿胶汤**主之。方三。

黄连四两　黄芩二两　芍药二两　鸡子黄二枚　阿胶三两。一云三挺

上五味，以水六升，先煮三物，取二升，去滓，内胶烊尽，小冷，内鸡子黄，搅令相得，温服七合，日三服。

少阴病，得之一二日，口中和，其背恶寒者，当灸之，**附子汤**主之。方四。

附子二枚，炮，去皮，破八片　茯苓三两　人参二两白术四两　芍药三两

上五味，以水八升，煮取三升，去滓，温服一升，

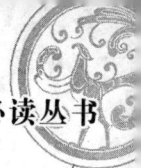

日三服。

少阴病，身体痛，手足寒，骨节痛，脉沉者，附子汤主之。五。用前第四方。

少阴病，下利便脓血者，**桃花汤**主之。方六。

赤石脂一斤，一半全用，一半筛末　干姜一两　粳米一升

上三味，以水七升，煮米令熟，去滓，温服七合，内赤石脂末方寸匕，日三服。若一服愈，余勿服。

少阴病，二三日至四五日腹痛，小便不利，下利不止，便脓血者，桃花汤主之。七。用前第六方。

少阴病，下利便脓血者，可刺。

少阴病，吐利，手足逆冷，烦躁欲死者，**吴茱萸汤**主之。方八。

吴茱萸一升　人参二两　生姜六两,切　大枣十二枚,擘

上四味，以水七升，煮取二升，去滓，温服七合，日三服。

少阴病，下利、咽痛、胸满、心烦，**猪肤汤**主之。方九。

猪肤一斤

上一味，以水一斗，煮取五升，去滓，加白蜜一升，白粉五合熬香，和令相得，温分六服。

少阴病，二三日，咽痛者，可与甘草汤，不差，与桔梗汤。十。

甘草汤方

甘草二两

上一味，以水三升，煮取一升半，去滓，温服七合，日二服。

桔梗汤方

桔梗一两　甘草二两

上二味，以水三升，煮取一升，去滓，温分再服。

少阴病，咽中伤，生疮，不能语言，声不出者，**苦酒汤**主之。方十一。

半夏洗，破如枣核十四枚　鸡子一枚，去黄，内上苦酒，着鸡子壳中

上二味，内半夏，著苦酒中，以鸡子壳置刀环中，安火上，令三沸，去滓，少少含咽之，不差，更作三剂。

少阴病，咽中痛，**半夏散及汤**主之。方十二。

半夏洗　桂枝去皮　甘草炙

上三味，等分，各别捣筛已，合治之，白饮和服方寸匕，日三服。若不能散服者，以水一升，煎七沸，内散两方寸匕，更煮三沸，下火，令小冷，少少咽之。半夏有毒，不当散服。

少阴病，下利，**白通汤**主之。方十三。

葱白四茎　干姜　两　附子一枚，生，去皮，破八片

上三味，以水三升，煮取一升，去滓，分温再服。

少阴病，下利脉微者，与白通汤。利不止，厥逆无脉，干呕烦者，**白通加猪胆汁汤**主之。服汤脉暴出者死，微续者生。白通加猪胆汤。方十四。白通汤用上方。

葱白四茎　干姜一两　附子一枚，生，去皮，破八片

人尿五合　猪胆汁一合

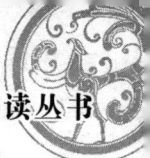

上五味，以水三升，煮取一升，去滓，内胆汁、人尿，和令相得，分温再服。若无胆，亦可用。

少阴病，二三日不已，至四五日，腹痛，小便不利，四肢沉重疼痛，自下利者，此为有水气，其人或咳，或小便利，或下利，或呕者，**真武汤**主之。方十五。

茯苓三两　芍药三两　白术二两　生姜三两，切　附子一枚，炮，去皮，破八片

上五味，以水八升，煮取三升，去滓，温服七合，日三服。若咳者，加五味子半升，细辛一两，干姜一两；若小便利者，去茯苓；若下利者，去芍药，加干姜二两；若呕者，去附子，加生姜，足前为半斤。

少阴病，下利清谷，里寒外热，手足厥逆，脉微欲绝，身反不恶寒，其人面色赤，或腹痛，或干呕，或咽痛，或利止脉不出者，**通脉四逆汤**主之。方十六。

甘草二两，炙　附子大者一枚，生用，去皮，破八片　干姜三两，强人可四两

上三味，以水三升，煮取一升二合，去滓，分温再服，其脉即出者愈。面色赤者，加葱九茎；腹中痛者，去葱，加芍药二两；呕者，加生姜二两；咽痛者，去芍药，加桔梗一两；利止脉不出者，去桔梗，加人参二两。病皆与方相应者，乃服之。

少阴病，四逆，其人或咳或悸，或小便不利，或腹中痛，或泄利下重者，**四逆散**主之。方十七。

甘草炙　枳实破，水渍，炙干　柴胡　芍药

上四味，各十分，捣筛，白饮和服方寸匕，日三

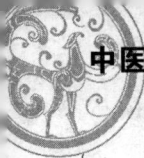

服。欬者，加五味子、干姜各五分，并主下利；悸者，加桂枝五分；小便不利者，加茯苓五分；腹中痛者，加附子一枚，炮令坼；泄利下重者，先以水五升煮薤白三升。煮取三升，去滓，以散三方寸匕内汤中，煮取一升半，分温再服。

少阴病，下利六七日，咳而呕渴，心烦不得眠者，**猪苓汤**主之。方十八。

猪苓去皮　茯苓　阿胶　泽泻　滑石各一两

上五味，以水四升，先煮四物，取二升，去滓，内阿胶烊尽，温服七合，日三服。

少阴病，得之二三日，口燥咽干者，急下之，宜**大承气汤**。方十九。

枳实五枚，炙　厚朴半斤，去皮，炙　大黄四两，酒洗芒硝三合

上四味，以水一斗，先煮二味，取五升，去滓，内大黄，更煮取二升，去滓，内芒硝，更上火令一两沸，分温再服。一服得利，止后服。

少阴病，自利清水，色纯青，心下必痛，口干燥者，可下之，宜大承气汤。二十。用前第十九方。一法用大柴胡。

少阴病，六七日，腹胀不大便者，急下之，宜大承气汤。二十一。用前第十九方。

少阴病，脉沉者，急温之，宜**四逆汤**。方二十二。

甘草二两，炙　干姜一两半　附子一枚，生用，去皮，破八片

上三味，以水三升，煮取一升二合，去滓，分温再

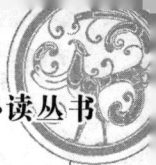

服。强人可大附子一枚，干姜三两。

少阴病，饮食入口则吐，心中温温欲吐，复不能吐。始得之，手足寒，脉弦迟者，此胸中实，不可下也，当吐之。若膈上有寒饮，干呕者，不可吐也，当温之，宜四逆汤。二十三。方依上法。

少阴病，下利，脉微涩，呕而汗出，必数更衣，反少者，当温其上，灸之。《脉经》云，灸厥阴，可五十壮。

辨厥阴病脉证并治第十二

厥利呕哕附，合一十九法，方一十六首。

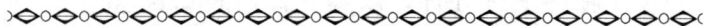

◆◇◆◇◆◇◆◇◆◇◆◇◆◇◆◇◆◇◆◇◆◇◆◇◆◇◆◇◆◇◆

厥阴之为病，消渴，气上撞心，心中疼热，饥而不欲食，食则吐蛔。下之利不止。

厥阴中风，脉微浮为欲愈，不浮为未愈。

厥阴病，欲解时，从丑至卯上。

厥阴病，渴欲饮水者，少少与之愈。

诸四逆厥者，不可下之，虚家亦然。

伤寒，先厥后发热而利者，必自止，见厥复利。

伤寒始发热六日，厥反九日而利。凡厥利者，当不能食，今反能食者，恐为除中一云消中。食以索饼，不发热者，知胃气尚在，必愈，恐暴热来出而复去也。后日脉之，其热续在者，期之旦日夜半愈。所以然者，本发热六日，厥反九日，复发热三日，并前六日，亦为九日，与厥相应，故期之旦日夜半愈。后三日脉之，而脉

93

数，其热不罢者，此为热气有余，必发痈脓也。

伤寒脉迟六七日，而反与黄芩汤彻其热。脉迟为寒，今与黄芩汤，复除其热，腹中应冷，当不能食，今反能食，此名除中，必死。

伤寒先厥后发热，下利必自止，而反汗出，咽中痛者，其喉为痹。发热无汗，而利必自止，若不止，必便脓血，便脓血者，其喉不痹。

伤寒一二日至四五日厥者，必发热。前热者，后必厥；厥深者，热亦深；厥微者，热亦微。厥应下之，而反发汗者，必口伤烂赤。

伤寒病，厥五日，热亦五日，设六日当复厥，不厥者自愈。厥终不过五日，以热五日，故知自愈。

凡厥者，阴阳气不相顺接，便为厥。厥者，手足逆冷者是也。

伤寒脉微而厥，至七八日肤冷，其人躁，无暂安时者，此为脏厥，非蛔厥也。蛔厥者，其人当吐蛔。令病者静，而复时烦者，此为脏寒。蛔上入其膈，故烦，须臾复止，得食而呕，又烦者，蛔闻食臭出，其人常自吐蛔。蛔厥者，**乌梅丸**主之。又主久利。方一。

乌梅三百枚　细辛六两　干姜十两　黄连十六两　当归四两　附子六两，炮，去皮　蜀椒四两，出汗　桂枝去皮，六两　人参六两　黄柏六两

上十味，异捣筛，合治之，以苦酒渍乌梅一宿，去核，蒸之五斗米下，饭熟捣成泥，和药令相得，内臼中，与蜜杵二千下，丸如梧桐子大，先食饮服十丸，日

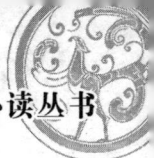

三服，稍加至二十丸，禁生冷滑物臭食等。

伤寒热少微厥，指一作稍头寒，嘿嘿不欲食，烦躁，数日小便利，色白者，此热除也，欲得食，其病为愈。若厥而呕，胸胁烦满者，其后必便血。

病者手足厥冷，言我不结胸，小腹满，按之痛者，此冷结在膀胱关元也。

伤寒发热四日，厥反三日，复热四日，厥少热多者，其病当愈。四日至七日，热不除者，必便脓血。

伤寒厥四日，热反三日，复厥五日，其病为进。寒多热少，阳气退，故为进也。

伤寒六七日，脉微，手足厥冷，烦躁，灸厥阴，厥不还者，死。

伤寒发热，下利厥逆，躁不得卧者，死。

伤寒发热，下利至甚，厥不止者，死。

伤寒六七日，不利，便发热而利，其人汗出不止者，死。有阴无阳故也。

伤寒五六日，不结胸，腹濡，脉虚复厥者，不可下，此亡血，下之死。

发热而厥，七日下利者，为难治。

伤寒脉促，手足厥逆，可灸之。促一作纵。

伤寒脉滑而厥者，里有热，**白虎汤**主之。方二。

知母六两　石膏一斤，碎，绵裹　甘草二两，炙　粳米六合

上四味，以水一斗，煮米熟，汤成去滓，温服一升，日三服。

手足厥寒，脉细欲绝者，**当归四逆汤**主之。方三。

卷第六

当归三两　桂枝三两，去皮　芍药三两　细辛三两
甘草二两，炙　通草二两　大枣二十五枚，擘。一法，十二
枚

上七味，以水八升，煮取三升，去滓，温服一升，
日三服。

若其人内有久寒者，宜**当归四逆加吴茱萸生姜汤**。
方四。

当归三两　芍药三两　甘草二两，炙　通草二两　桂
枝三两，去皮　细辛三两　生姜半斤，切　吴茱萸二升
大枣二十五枚，擘

上九味，以水六升，清酒六升，和煮取五升，去
滓，温分五服。一方，水酒各四升。

大汗出，热不去，内拘急，四肢疼，又下利厥逆而
恶寒者，**四逆汤**主之。方五。

甘草二两，炙　干姜一两半　附子一枚，生用，去皮，
破八片

上三味，以水三升，煮取一升二合，去滓，分温再
服。若强人可用大附子一枚，干姜三两。

大汗，若大下利，而厥冷者，四逆汤主之。六。用
前第五方。

病人手足厥冷，脉乍紧者，邪结在胸中，心下满而
烦，饥不能食者，病在胸中，当须吐之，宜**瓜蒂散**。方
七。

瓜蒂　赤小豆

上二味，各等分，异捣筛，合内臼中，更治之，别
以香豉一合，用热汤七合，煮作稀糜，去滓，取汁，和

散一钱匕，温顿服之。不吐者，少少加，得快吐乃止。诸亡血虚家，不可与瓜蒂散。

伤寒厥而心下悸，宜先治水，当服茯苓甘草汤，却治其厥；不尔，水渍入胃，必作利也。**茯苓甘草汤**。方八。

茯苓二两　甘草一两，炙　生姜三两，切　桂枝二两，去皮

上四味，以水四升，煮取二升，去滓，分温三服。

伤寒六七日，大下后，寸脉沉而迟，手足厥逆，下部脉不至，喉咽不利，唾脓血，泄利不止者，为难治，**麻黄升麻汤**主之。方九。

麻黄二两半，去节　升麻一两一分　当归一两一分知母十八铢　黄芩十八铢　萎蕤十八铢，一作菖蒲　芍药六铢　天门冬六铢，去心　桂枝六铢，去皮　茯苓六铢甘草六铢，炙　石膏六铢，碎，绵裹　白术六铢　干姜六铢

上十四味，以水一斗，先煮麻黄一两沸，去上沫，内诸药，煮取三升，去滓，分温三服，相去如炊三斗米顷，令尽汗出愈。

伤寒四五日，腹中痛，若转气下趣少腹者，此欲自利也。

伤寒本自寒下，医复吐下之，寒格更逆吐下，若食入口即吐，**干姜黄芩黄连人参汤**主之。方十。

干姜　黄芩　黄连　人参各三两

上四味，以水六升，煮取二升，去滓，分温再服。

下利，有微热而渴，脉弱者，今自愈。

下利，脉数，有微热汗出，今自愈，设复紧，为未解。一云设脉浮复紧。

下利，手足厥冷，无脉者，灸之不温，若脉不还，反微喘者，死。少阴负趺阳者，为顺也。

下利，寸脉反浮数，尺中自涩者，必清脓血。

下利清谷，不可攻表，汗出必胀满。

下利，脉沉弦者，下重也；脉大者为未止；脉微弱数者，为欲自止，虽发热，不死。

下利，脉沉而迟，其人面少赤，身有微热，下利清谷者，必郁冒汗出而解，病人必微厥。所以然者，其面戴阳，下虚故也。

下利，脉数而渴者，今自愈。设不差，必清脓血，以有热故也。

下利后脉绝，手足厥冷，晬时脉还，手足温者，生，脉不还者，死。

伤寒下利，日十余行，脉反实者，死。

下利清谷，里寒外热，汗出而厥者，**通脉四逆汤**主之。方十一。

甘草二两，炙　附子大者一枚，生，去皮，破八片　干姜三两，强人可四两

上三味，以水三升，煮取一升二合，去滓，分温再服，其脉即出者愈。

热利下重者，**白头翁汤**主之。方十二。

白头翁二两　黄柏三两　黄连三两　秦皮三两

上四味，以水七升，煮取二升，去滓，温服一升，不愈，更服一升。

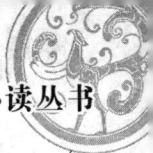

下利腹胀满，身体疼痛者，先温其里，乃攻其表。温里宜四逆汤，攻表宜桂枝汤。十三。四逆汤用前第五方。

桂枝汤方

桂枝三两，去皮　芍药三两　甘草二两，炙　生姜三两，切　大枣十二枚，擘

上五味，以水七升，煮取三升，去滓，温服一升，须臾啜热稀粥一升，以助药力。

下利欲饮水者，以有热故也，白头翁汤主之。十四。用前第十二方。

下利谵语者，有燥屎也，宜**小承气汤**。方十五。

大黄四两，酒洗　枳实三枚，炙　厚朴二两，去皮，炙

上三味，以水四升，煮取一升二合，去滓，分二服。初一服，谵语止，若更衣者，停后服，不尔尽服之。

下利后更烦，按之心下濡者，为虚烦也，宜**栀子豉汤**。方十六。

肥栀子十四个，擘　香豉四合，绵裹

上二味，以水四升，先煮栀子，取二升半，内豉，更煮取一升半，去滓，分再服。一服得吐，止后服。

呕家有痈脓者，不可治呕，脓尽自愈。

呕而脉弱，小便复利，身有微热，见厥者难治，四逆汤主之。十七。用前第五方。

干呕，吐涎沫，头痛者，**吴茱萸汤**主之。方十八。

吴茱萸一升，汤洗七遍　人参三两　大枣十二枚，擘　生姜六两，切

上四味，以水七升，煮取二升，去滓，温服七合，

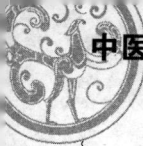

日三服。

呕而发热者，**小柴胡汤**主之。方十九。

柴胡八两　黄芩三两　人参三两　甘草三两，炙　生姜三两，切　半夏半升，洗　大枣十二枚，擘

上七味，以水一斗二升，煮取六升，去滓，更煎取三升，温服一升，日三服。

伤寒大吐大下之，极虚，复极汗者，其人外气怫郁，复与之水，以发其汗，因得哕。所以然者，胃中寒冷故也。

伤寒哕而腹满，视其前后，知何部不利，利之即愈。

伤寒论

卷第七

汉　　张仲景　述

晋　　王叔和　撰次

宋　　林　亿　校正

明　　赵开美　校刻

　　　沈　琳　仝校

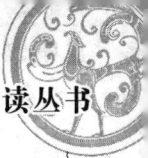

卷第七

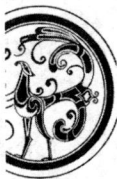

辨霍乱病脉证并治第十三

合六法，方六首。

问曰：病有霍乱者，何？答曰：呕吐而利，此名霍乱。

问曰：病发热头痛，身疼恶寒吐利者，此属何病？答曰：此名霍乱。霍乱自吐下，又利止，复更发热也。

伤寒，其脉微涩者，本是霍乱，今是伤寒，却四五日至阴经，上转入阴，必利，本呕下利者，不可治也。欲似大便，而反失气，仍不利者，此属阳明也，便必鞭，十三日愈。所以然者，经尽故也。下利后，当便鞭，鞭则能食者愈。今反不能食，到后经中，颇能食，复过一经能食，过之一日当愈，不愈者，不属阳明也。

恶寒，脉微一作缓而复利，利止亡血也，**四逆加人参汤**主之。方一。

甘草二两，炙　附子一枚，生，去皮，破八片　干姜一两半　人参一两

上四味，以水三升，煮取一升二合，去滓，分温再服。

霍乱，头痛发热，身疼痛，热多欲饮水者，五苓散

主之；寒多不用水者，理中丸主之。二。

五苓散方

猪苓去皮　白术　茯苓各十八铢　桂枝半两，去皮
泽泻一两六铢

上五味，为散，更治之，白饮和服方寸匕，日三
服，多饮暖水，汗出愈。

理中丸方下有作汤，加减法

人参　干姜　甘草炙　白术各三两

上四味，捣筛，蜜和为丸，如鸡子黄许大。以沸汤
数合，和一丸，研碎，温服之，日三四，夜二服。腹中
未热，益至三四丸，然不及汤。汤法，以四物，依两数
切，用水八升，煮取三升，去滓，温服一升，日三服。
若脐上筑者，肾气动也，去术，加桂四两。吐多者，去
术，加生姜三两。下多者，还用术。悸者，加茯苓二
两。渴欲得水者，加术，足前成四两半。腹中痛者，加
人参，足前成四两半。寒者，加干姜，足前成四两半。
腹满者，去术，加附子一枚。服汤后如食顷，饮热粥一
升许，微自温，勿发揭衣被。

吐利止，而身痛不休者，当消息和解其外，宜**桂枝
汤**小和之。方三。

桂枝三两，去皮　芍药三两　生姜三两　甘草二两，
炙　大枣十二枚，擘

上五味，以水七升，煮取三升，去滓，温服一升。

吐利汗出，发热恶寒，四肢拘急，手足厥冷者，**四
逆汤**主之。方四。

甘草二两，炙　干姜一两半　附子一枚，生，去皮，破

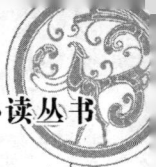

八片

上三味，以水三升，煮取一升二合，去滓，分温再服，强人可大附子一枚、干姜三两。

既吐且利，小便复利，而大汗出，下利清谷，内寒外热，脉微欲绝者，四逆汤主之。五。用前第四方。

吐已下断，汗出而厥，四肢拘急不解，脉微欲绝者，**通脉四逆加猪胆汤**主之。方六。

甘草二两，炙　　干姜三两，强人可四两　　附子大者一枚，生，去皮，破八片　　猪胆汁半合

上四味，以水三升，煮取一升二合，去滓，内猪胆汁，分温再服，其脉即来，无猪胆，以羊胆代之。

吐利发汗，脉平小烦者，以新虚，不胜谷气故也。

辨阴阳易差后劳复病脉证并治第十四

合六法，方六首。

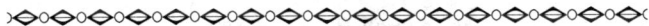

伤寒阴易[①]之为病，其人身体重，少气，少腹里急，或引阴中拘挛，热上冲胸，头重不欲举，眼中生花花一作眵，膝胫拘急者，**烧裈散**主之。方一。

妇人中裈近隐处，取烧作灰。

上一味，水服方寸匕，日三服，小便即利，阴头微

---

① 阴易：宋本目录作"阴阳易"。日本枫山秘府本正文作"阴阳易"三字。

肿，此为愈矣。妇人病，取男子裈烧服。

大病差后劳复者，**枳实栀子豉汤**主之。方二。

枳实三枚，炙　栀子十四个，擘　豉一升，绵裹

上三味，以清浆水七升，空煮取四升，内枳实栀子，煮取二升，下豉，更煮五六沸，去滓，温分再服，覆令微似汗。若有宿食者，内大黄如博棋子五六枚，服之愈。

伤寒差以后，更发热，**小柴胡汤**主之。脉浮者，以汗解之，脉沉实一作紧者，以下解之。方三。

柴胡八两　人参二两　黄芩二两　甘草二两，炙　生姜二两　半夏半升，洗　大枣十二枚，擘

上七味，以水一斗二升，煮取六升，去滓，再煎取三升，温服一升，日三服。

大病差后，从腰以下有水气者，**牡蛎泽泻散**主之。方四。

牡蛎熬　泽泻　蜀漆暖水洗，去腥　葶苈子熬　商陆根熬　海藻洗，去咸　栝楼根各等分

上七味，异捣，下筛为散，更于臼中治之，白饮和服方寸匕，日三服。小便利，止后服。

大病差后，喜唾，久不了了，胸上有寒，当以丸药温之，**宜理中丸**。方五。

人参　白术　甘草炙　干姜各三两

上四味，捣筛，蜜和为丸，如鸡子黄许大，以沸汤数合，和一丸，研碎，温服之，日三服。

伤寒解后，虚羸少气，气逆欲吐，**竹叶石膏汤**主之。方六。

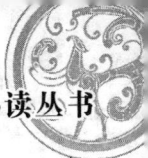

竹叶二把　石膏一斤　半夏半升，洗　麦门冬一升，去心　人参二两　甘草二两，炙　粳米半斤

上七味，以水一斗，煮取六升，去滓，内粳米，煮米熟，汤成去米，温服一升，日三服。

病人脉已解，而日暮微烦，以病新差，人强与谷，脾胃气尚弱，不能消谷，故令微烦，损谷则愈。

辨不可发汗病脉证
并治第十五

一法，方本阙。

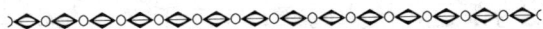

夫以为疾病至急，仓卒寻按，要者难得，故重集诸可与不可方治，比之三阴三阳篇中，此易见也。又时有不止是三阳三阴，出在诸可与不可中也。

少阴病，脉细沉数，病为在里，不可发汗。

脉浮紧者，法当身疼痛，宜以汗解之。假令尺中迟者，不可发汗。何以知然？以荣气不足，血少故也。

少阴病，脉微，不可发汗，亡阳故也。

脉濡而弱，弱反在关，濡反在巅，微反在上，涩反在下。微则阳气不足，涩则无血，阳气反微，中风汗出，而反躁烦，涩则无血，厥而且寒，阳微发汗，躁不得眠。

动气在右，不可发汗，发汗则衄而渴，心苦烦，饮即吐水。

动气在左，不可发汗。发汗则头眩，汗不止，筋惕肉瞤。

动气在上，不可发汗。发汗则气上冲，正在心端。

动气在下，不可发汗。发汗则无汗，心中大烦，骨节苦疼，目运恶寒，食则反吐，谷不得前。

咽中闭塞，不可发汗。发汗则吐血，气微绝，手足厥冷，欲得蜷卧，不能自温。

诸脉得数，动微弱者，不可发汗。发汗则大便难，腹中干一云小便难胞中干，胃躁而烦，其形相象，根本异源。

脉濡而弱，弱反在关，濡反在巅，弦反在上，微反在下。弦为阳运，微为阴寒，上实下虚，意欲得温。微弦为虚，不可发汗，发汗则寒栗，不能自还。

咳者则剧，数吐涎沫，咽中必干，小便不利，心中饥烦，晬时而发，其形似疟，有寒无热，虚而寒栗。咳而发汗，蜷而苦满，腹中复坚。

厥，脉紧，不可发汗。发汗则声乱，咽嘶舌萎，声不得前。

诸逆发汗，病微者难差，剧者言乱，目眩者死一云谵言目眩睛乱者死，命将难全。

太阳病，得之八九日，如疟状，发热恶寒，热多寒少，其人不呕，清便续自可，一日二三度发，脉微而恶寒者，此阴阳俱虚，不可更发汗也。

太阳病，发热恶寒，热多寒少，脉微弱者，无阳也，不可发汗。

咽喉干燥者，不可发汗。

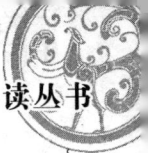

亡血不可发汗，发汗则寒栗而振。

衄家不可发汗，汗出必额上陷，脉急紧，直视不能眴，不得眠。音见上。

汗家不可发汗，发汗必恍惚心乱，小便已，阴疼，宜禹余粮丸。一。方本阙。

淋家不可发汗，发汗必便血。

疮家虽身疼痛，不可发汗，汗出则痓。

下利不可发汗，汗出必胀满。

咳而小便利，若失小便者，不可发汗，汗出则四肢厥逆冷。

伤寒一二日至四五日厥者，必发热。前厥者，后必热；厥深者，热亦深；厥微者，热亦微。厥应下之，而反发汗者，必口伤烂赤。

伤寒脉弦细，头痛发热者，属少阳，少阳不可发汗。

伤寒头痛，翕翕发热，形象中风，常微汗出。自呕者，下之益烦，心懊侬如饥；发汗则致痓，身强，难以伸屈；熏之则发黄，不得小便，久则发咳唾。

太阳与少阳并病，头项强痛，或眩冒，时如结胸，心下痞硬者，不可发汗。

太阳病发汗，因致痓。

少阴病，咳而下利，谵语者，此被火气劫故也。小便必难，以强责少阴汗也。

少阴病，但厥无汗，而强发之，必动其血，未知从何道出，或从口鼻，或从目出者，是名下厥上竭，为难治。

辨可发汗病脉证
并治第十六

合四十一法，方一十四首。

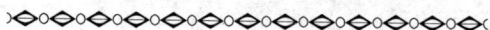

◆◇◆◇◆◇◆◇◆◇◆◇◆◇◆◇◆◇◆◇◆

大法，春夏宜发汗。

凡发汗，欲令手足俱周，时出似漐漐然，一时间许益佳，不可令如水流离。若病不解，当重发汗，汗多者必亡阳，阳虚不得重发汗也。

凡服汤发汗，中病便止，不必尽剂也。

凡云可发汗，无汤者，丸散亦可用，要以汗出为解，然不如汤随证良验。

太阳病，外证未解，脉浮弱者，当以汗解，宜**桂枝汤**。方一。

桂枝三两，去皮　芍药三两　甘草二两，炙　生姜三两，切　大枣十二枚，擘

上五味，以水七升，煮取三升，去滓，温服一升，啜粥将息，如初法。

脉浮而数者，可发汗，属桂枝汤证。二。用前第一方，一法用麻黄汤。

阳明病，脉迟，汗出多，微恶寒者，表未解也，可发汗，属桂枝汤证。三。用前第一方。

夫病脉浮大，问病者，言但便鞕耳。设利者，为大逆。鞕为实，汗出而解。何以故？脉浮当以汗解。

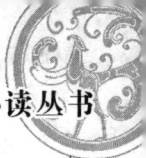

伤寒，其脉不弦紧而弱，弱者必渴，被火必谵语，弱者发热脉浮，解之，当汗出愈。

病人烦热，汗出即解，又如疟状，日晡所发热者，属阳明也。脉浮虚者，当发汗，属桂枝汤证。四。用前第一方。

病常自汗出者，此为荣气和，荣气和者，外不谐，以卫气不共荣气谐和故尔。以荣行脉中，卫行脉外，复发其汗，荣卫和则愈，属桂枝汤证。五。用前第一方。

病人脏无他病，时发热，自汗出而不愈者，此卫气不和也，先其时发汗则愈，属桂枝汤证。六。用前第一方。

脉浮而紧，浮则为风，紧则为寒，风则伤卫，寒则伤荣，荣卫俱病，骨节烦疼，可发其汗，宜**麻黄汤**。方七。

麻黄三两，去节　桂枝二两　甘草一两，炙　杏仁七十个，去皮尖

上四味，以水八升，先煮麻黄，减二升，去上沫，内诸药，煮取二升半，去滓，温服八合。温覆取微似汗，不须啜粥，余如桂枝将息。

太阳病不解，热结膀胱，其人如狂，血自下，下者愈。其外未解者，尚未可攻，当先解其外，属桂枝汤证。八。用前第一方。

太阳病，下之微喘者，表未解也，宜**桂枝加厚朴杏子汤**。方九。

桂枝三两，去皮　芍药三两　生姜三两，切　甘草二两，炙　厚朴二两，炙，去皮　杏仁五十个，去皮尖　大枣

十二枚，擘

上七味，以水七升，煮取三升，去滓，温服一升。

伤寒脉浮紧，不发汗，因致衄者，属麻黄汤证。十。用前第七方。

阳明病，脉浮无汗而喘者，发汗则愈，属麻黄汤证。十一。用前第七方。

太阴病，脉浮者，可发汗，属桂枝汤证。十二。用前第一方。

太阳病，脉浮紧，无汗，发热，身疼痛，八九日不解，表证仍在，当复发汗。服汤已，微除，其人发烦目瞑，剧者必衄，衄乃解。所以然者，阳气重故也。属麻黄汤证。十三。用前第七方。

脉浮者，病在表，可发汗，属麻黄汤证。十四。用前第七方。一法用桂枝汤。

伤寒不大便六七日，头痛有热者，与承气汤。其小便清者一云大便青，知不在里，续在表也，当须发汗。若头痛者，必衄，属桂枝汤证。十五。用前第一方。

下利腹胀满，身体疼痛者，先温其里，乃攻其表。温里宜四逆汤，攻表宜桂枝汤。十六。用前第一方。

四逆汤方

甘草二两，炙　干姜一两半　附子一枚，生，去皮，破八片

上三味，以水三升，煮取一升二合，去滓，分温再服。强人可大附子一枚，干姜三两。

下利后，身疼痛，清便自调者，急当救表，宜桂枝汤发汗。十七。用前第一方。

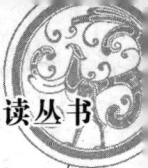

太阳病，头痛发热，汗出恶风寒者，属桂枝汤证。十八。用前第一方。

太阳中风，阳浮而阴弱。阳浮者，热自发；阴弱者，汗自出。啬啬恶寒，淅淅恶风，翕翕发热，鼻鸣干呕者，属桂枝汤证。十九。用前第一方。

太阳病，发热汗出者，此为荣弱卫强，故使汗出，欲救邪风，属桂枝汤证。二十。用前第一方。

太阳病，下之后，其气上冲者，属桂枝汤证。二十一。用前第一方。

太阳病，初服桂枝汤，反烦不解者，先刺风池、风府，却与桂枝汤则愈。二十二。用前第一方。

烧针令其汗，针处被寒，核起而赤者，必发奔豚。气从少腹上撞心者，灸其核上各一壮，与**桂枝加桂汤**。方二十三。

桂枝五两，去皮　甘草二两，炙　大枣十二枚，擘　芍药三两　生姜三两，切

上五味，以水七升，煮取三升，去滓，温服一升。本云桂枝汤，今加桂，满五两。所以加桂者，以能泄奔豚气也。

太阳病，项背强几几，反汗出恶风者，**宜桂枝加葛根汤**。方二十四。

葛根四两　麻黄三两，去节　甘草二两，炙　芍药三两　桂枝二两　生姜三两　大枣十二枚，擘

上七味，以水一斗，煮麻黄、葛根，减二升，去上沫，内诸药，煮取三升，去滓，温服一升，覆取微似汗，不须啜粥助药力，余将息依桂枝法。注见第二卷中。

太阳病，项背强几几，无汗恶风者，属葛根汤证。二十五。用前第二十四方。

太阳与阳明合病，必自下利，不呕者，属葛根汤证。二十六。用前方。一云，用后第二十八方。

太阳与阳明合病，不下利，但呕者，宜**葛根加半夏汤**。方二十七。

葛根四两　半夏半升，洗　大枣十二枚，擘　桂枝去皮，二两　芍药二两　甘草二两，炙　麻黄三两，去节　生姜三两

上八味，以水一斗，先煮葛根、麻黄，减二升，去上沫，内诸药，煮取三升，去滓，温服一升，覆取微似汗。

太阳病，桂枝证，医反下之，利遂不止，脉促者，表未解也，喘而汗出者，宜**葛根黄芩黄连汤**。方二十八。促作纵。

葛根八两　黄连三两　黄芩三两　甘草二两，炙

上四味，以水八升，先煮葛根，减二升，内诸药，煮取二升，去滓，分温再服。

太阳病，头痛发热，身疼腰痛，骨节疼痛，恶风无汗而喘者，属麻黄汤证。二十九。用前第七方。

太阳与阳明合病，喘而胸满者，不可下，属麻黄汤证。三十。用前第七方。

太阳中风，脉浮紧，发热恶寒，身疼痛，不汗出而烦躁者，大青龙汤主之。若脉微弱，汗出恶风者，不可服之，服之则厥逆，筋惕肉瞤，此为逆也。**大青龙汤**方。三十一。

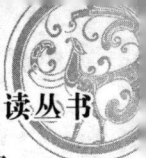

麻黄六两，去节　桂枝二两，去皮　杏仁四十枚，去皮尖　甘草二两，炙　石膏如鸡子大，碎　生姜三两，切大枣十二枚，擘

上七味，以水九升，先煮麻黄，减二升，去上沫，内诸药，煮取三升，温服一升，覆取微似汗。汗出多者，温粉粉之。一服汗者，勿更服。若复服，汗出多者，亡阳，遂一作逆虚，恶风烦躁，不得眠也。

阳明中风，脉弦浮大而短气，腹都满，胁下及心痛，久按之，气不通，鼻干不得汗，嗜卧，一身及目悉黄，小便难，有潮热，时时哕，耳前后肿，刺之小差，外不解，过十日，脉续浮者，与小柴胡汤。脉但浮，无余证者，与麻黄汤用前第七方不溺，腹满加哕者，不治。三十二。

小柴胡汤方

柴胡八两　黄芩三两　人参三两　甘草三两，炙　生姜三两，切　半夏半升，洗　大枣十二枚，擘

上七味，以水一斗二升，煮取六升，去滓，再煎取三升，温服一升，日三服。

太阳病，十日以去，脉浮而细，嗜卧者，外已解也。设胸满胁痛者，与小柴胡汤；脉但浮者，与麻黄汤。三十三。并用前方。

伤寒脉浮缓，身不疼，但重，乍有轻时，无少阴证者，可与大青龙汤发之。三十四。用前第三十一方。

伤寒表不解，心下有水气，干呕，发热而咳，或渴，或利，或噎，或小便不利、少腹满，或喘者，宜**小青龙汤**。方三十五。

115

麻黄二两，去节　芍药二两　桂枝二两，去皮　甘草二两，炙　细辛二两　五味子半升　半夏半升，洗　干姜三两

上八味，以水一斗，先煮麻黄，减二升，去上沫，内诸药，煮取三升，去滓，温服一升。若渴，去半夏，加栝楼根三两。若微利，去麻黄，加荛花如一鸡子，熬令赤色。若噎，去麻黄，加附子一枚，炮。若小便不利，少腹满，去麻黄，加茯苓四两。若喘，去麻黄，加杏仁半升，去皮尖。且荛花不治利，麻黄主喘，今此语反之。疑非仲景意。注见第三卷中

伤寒，心下有水气，欬而微喘，发热不渴，服汤已渴者，此寒去欲解也，属小青龙汤证。三十六。用前方。

中风往来寒热，伤寒五六日以后，胸胁苦满，嘿嘿不欲饮食，烦心喜呕，或胸中烦而不呕，或渴，或腹中痛，或胁下痞鞭，或心下悸，小便不利，或不渴，身有微热，或欬者，属小柴胡汤证。三十七。用前第三十二方。

伤寒四五日，身热恶风，颈项强，胁下满，手足温而渴者，属小柴胡汤证。三十八。用前第三十二方。

伤寒六七日，发热微恶寒，支节烦痛，微呕，心下支结，外证未去者，**柴胡桂枝汤**主之。方三十九。

柴胡四两　黄芩一两半　人参一两半　桂枝一两半，去皮　生姜一两半，切　半夏二合半，洗　芍药一两半　大枣六枚，擘　甘草一两，炙

上九味，以水六升，煮取三升，去滓，温服一升，日三服。本云人参汤，作如桂枝法，加半夏柴胡黄芩，

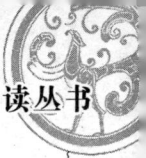

如柴胡法，今著人参，作半剂。

少阴病，得之二三日，**麻黄附子甘草汤**微发汗，以二三日无证，故微发汗也。四十。

麻黄二两，去根节　甘草二两，炙　附子一枚，炮，去皮，破八片

上三味，以水七升，先煮麻黄一二沸，去上沫，内诸药，煮取二升半，去滓，温服八合，日三服。

脉浮，小便不利，微热消渴者，与**五苓散**，利小便，发汗。四十一。

猪苓十八铢，去皮　茯苓十八铢　白术十八铢　泽泻一两六铢　桂枝半两，去皮

上五味，捣为散，以白饮和服方寸匕，日三服。多饮暖水，汗出愈。

伤寒论

卷第八

汉	张仲景	述
晋	王叔和	撰次
宋	林 亿	校正
明	赵开美	校刻
	沈 琳	仝校

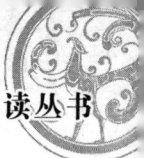

卷第八

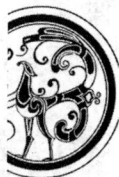

辨发汗后病脉证并治第十七

合二十五法，方二十四首。

二阳并病，太阳初得病时，发其汗，汗先出不彻，因转属阳明，续自微汗出，不恶寒。若太阳病证不罢者，不可下，下之为逆，如此可小发汗。设面色缘缘正赤者，阳气怫郁在表，当解之熏之。若发汗不彻，不足言，阳气怫郁不得越，当汗不汗，其人烦躁，不知痛处，乍在腹中，乍在四肢，按之不可得，其人短气，但坐以汗出不彻故也，更发汗则愈。何以知汗出不彻，以脉涩故知也。

未持脉时，病人叉手自冒心，师因教试令欬，而不即欬者，此必两耳聋无闻也。所以然者，以重发汗虚故如此。

发汗后，饮水多必喘，以水灌之亦喘。

发汗后，水药不得入口为逆。若更发汗，必吐下不止。

阳明病，本自汗出，医更重发汗，病已差，尚微烦不了了者，必大便鞕故也。以亡津液，胃中干燥，故令大便鞕。当问小便日几行，若本小便日三四行，今日再行，故知大便不久出。今为小便数少，以津液当还入胃中，故知不久必大便也。

发汗多，若重发汗者，亡其阳，谵语。脉短者死，脉自和者不死。

伤寒发汗已，身目为黄，所以然者，以寒湿—作温在里不解故也。以为不可下也，于寒湿中求之。

病人有寒，复发汗，胃中冷，必吐蛔。

太阳病，发汗，遂漏不止，其人恶风，小便难，四肢微急，难以屈伸者，属**桂枝加附子汤**。方一。

桂枝三两，去皮　芍药三两　甘草二两，炙　生姜三两，切　大枣十二枚，擘　附子一枚，炮

上六味，以水七升，煮取三升，去滓，温服一升。本云桂枝汤，今加附子。

太阳病，初服桂枝汤，反烦不解者，先刺风池、风府，却与**桂枝汤**则愈。方二。

桂枝三两，去皮　芍药三两　生姜三两，切　甘草二两，炙　大枣十二枚，擘

上五味，以水七升，煮取三升，去滓，温服一升。须臾啜热稀粥一升，以助药力。

服桂枝汤，大汗出，脉洪大者，与桂枝汤，如前法。若形似疟，一日再发者，汗出必解，属**桂枝二麻黄一汤**。方三。

桂枝一两十七铢　芍药一两六铢　麻黄一十六铢，去节　生姜一两六铢　杏仁十六个，去皮尖　甘草一两二铢，炙　大枣五枚，擘

上七味，以水五升，先煮麻黄一二沸，去上沫，内

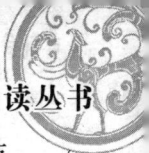

诸药，煮取二升，去滓，温服一升，日再服。本云桂枝汤二分，麻黄汤一分，合为二升，分再服，今合为一方。

服桂枝汤，大汗出后，大烦渴不解，脉洪大者，属**白虎加人参汤**。方四。

知母六两　　石膏一斤，碎，绵裹　　甘草二两，炙　　粳米六合　　人参二两

上五味，以水一斗，煮米熟，汤成去滓，温服一升，日三服。

伤寒脉浮，自汗出，小便数，心烦，微恶寒，脚挛急，反与桂枝，欲攻其表，此误也。得之便厥，咽中干，烦躁吐逆者，作甘草干姜汤与之，以复其阳；若厥愈足温者，更作芍药甘草汤与之，其脚即伸；若胃气不和，谵语者，少与调胃承气汤；若重发汗，复加烧针者，与四逆汤。五。

甘草干姜汤方

甘草四两，炙　　干姜二两

上二味，以水三升，煮取一升五合，去滓，分温再服。

芍药甘草汤方

白芍药四两　　甘草四两，炙

上二味，以水三升，煮取一升五合，去滓，分温再服。

调胃承气汤方

大黄四两，去皮，清酒洗　　甘草二两，炙　　芒硝半升

上三味，以水三升，煮取一升，去滓，内芒硝，更

上微火，煮令沸，少少温服之。

四逆汤方

甘草二两，炙　干姜一两半　附子一枚，生用，去皮，破八片

上三味，以水三升，煮取一升二合，去滓，分温再服。强人可大附子一枚，干姜三两。

太阳病，脉浮紧，无汗，发热，身疼痛，八九日不解，表证仍在，此当复发汗。服汤已，微除，其人发烦目瞑，剧者必衄，衄乃解。所以然者，阳气重故也，宜**麻黄汤**。方六。

麻黄三两，去节　桂枝二两，去皮　甘草一两，炙杏仁七十个，去皮尖

上四味，以水九升，先煮麻黄减二升，去上沫，内诸药，煮取二升半，去滓，温服八合，覆取微似汗，不须啜粥。

伤寒发汗，已解半日许，复烦，脉浮数者，可更发汗，属桂枝汤证。七。用前第二方。

发汗后，身疼痛，脉沉迟者，属**桂枝加芍药生姜各一两人参三两新加汤**。方八。

桂枝三两，去皮　芍药四两　生姜四两　甘草二两，炙　人参三两　大枣十二枚，擘

上六味，以水一斗二升，煮取三升，去滓，温服一升。本云桂枝汤，今加芍药生姜人参。

发汗后，不可更行桂枝汤，汗出而喘，无大热者，可与**麻黄杏子甘草石膏汤**。方九。

麻黄四两，去节　杏仁五十个，去皮尖　甘草二两，炙

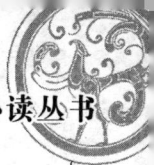

石膏半斤，碎

上四味，以水七升，先煮麻黄，减二升，去上沫，内诸药，煮取二升，去滓，温服一升。本云，黄耳杯。

发汗过多，其人叉手自冒心，心下悸，欲得按者，属**桂枝甘草汤**。方十。

桂枝二两，去皮　甘草二两，炙

上二味，以水三升，煮取一升，去滓，顿服。

发汗后，其人脐下悸者，欲作奔豚，属**茯苓桂枝甘草大枣汤**。方十一。

茯苓半斤　桂枝四两，去皮　甘草二两，炙　大枣十五枚，擘

上四味，以甘澜水一斗，先煮茯苓减二升，内诸药，煮取三升，去滓，温服一升，日三服。

作甘澜水法：取水二斗，置大盆内，以杓扬之，水上有珠子五六千颗相逐，取用之。

发汗后，腹胀满者，属**厚朴生姜半夏甘草人参汤**。方十二。

厚朴半斤，炙　生姜半斤　半夏半升，洗　甘草二两，炙　人参一两

上五味，以水一斗，煮取三升，去滓，温服一升，日三服。

发汗，病不解，反恶寒者，虚故也，属**芍药甘草附子汤**。方十三。

芍药三两　甘草三两　附子一枚，炮，去皮，破六片

上三味，以水三升，煮取一升二合，去滓，分温三服。疑非仲景方。

发汗后，恶寒者，虚故也；不恶寒，但热者，实也，当和胃气，属调胃承气汤证。十四。用前第五方，一法用小承气汤。

太阳病，发汗后，大汗出，胃中干，烦躁不得眠，欲得饮水者，少少与饮之，令胃气和则愈。若脉浮，小便不利，微热消渴者，属**五苓散**。方十五。

猪苓十八铢，去皮　泽泻一两六铢　白术十八铢　茯苓十八铢　桂枝半两，去皮

上五味，捣为散，以白饮和服方寸匕，日三服，多饮暖水，汗出愈。

发汗已，脉浮数，烦渴者，属五苓散证。十六。用前第十五方。

伤寒汗出而渴者，宜五苓散；不渴者，属**茯苓甘草汤**。方十七。

茯苓二两　桂枝二两　甘草一两，炙　生姜一两

上四味，以水四升，煮取二升，去滓，分温三服。

太阳病发汗，汗出不解，其人仍发热，心下悸，头眩，身瞤动，振振欲擗—作僻地者，属**真武汤**。方十八。

茯苓三两　芍药三两　生姜三两，切　附子一枚，炮，去皮，破八片　白术二两

上五味，以水八升，煮取三升，去滓，温服七合，日三服。

伤寒汗出解之后，胃中不和，心下痞鞕，干噫食臭，胁下有水气，腹中雷鸣下利者，属**生姜泻心汤**。方十九。

生姜四两　甘草三两，炙　人参三两　干姜一两　黄芩三两　半夏半升，洗　黄连一两　大枣十二枚，擘

上八味，以水一斗，煮取六升，去滓，再煎取三升，温服一升，日三服。生姜泻心汤，本云理中人参黄芩汤，去桂枝、术，加黄连，并泻肝法。

伤寒发热，汗出不解，心中痞鞕，呕吐而下利者，属**大柴胡汤**。方二十。

柴胡半斤　枳实四枚，炙　生姜五两　黄芩三两　芍药三两　半夏半升，洗　大枣十二枚，擘

上七味，以水一斗二升，煮取六升，去滓，再煎取三升，温服一升，日三服。一方加大黄二两，若不加，恐不名大柴胡汤。

阳明病，自汗出，若发汗，小便自利者，此为津液内竭，虽鞕不可攻之。须自欲大便，宜蜜煎导而通之，若土瓜根及大猪胆汁，皆可为导。二十一。

蜜煎方

食蜜七合

上一味，于铜器内，微火煎，当须凝如饴状，搅之勿令焦著，欲可丸，并手捻作挺，令头锐，大如指许，长二寸。当热时急作，冷则鞕，以内谷道中，以手急抱，欲大便时，乃去之。疑非仲景意，已试甚良。

又大猪胆一枚，泻汁，和少许法醋，以灌谷道内，如一食顷，当大便，出宿食恶物，甚效。

太阳病，三日发汗不解，蒸蒸发热者，属胃也，属调胃承气汤证。二十二。用前第五方。

大汗出，热不去，内拘急，四肢疼，又下利厥逆而

恶寒者，属四逆汤证。二十三。用前第五方。

发汗后不解，腹满痛者，急下之，宜**大承气汤**。方二十四。

大黄四两，酒洗　厚朴半斤，炙　枳实五枚，炙　芒消三合

上四味，以水一斗，先煎二物，取五升，内大黄，更煮取二升，去滓，内芒消，更一二沸，分再服。得利者，止后服。

发汗多，亡阳谵语者，不可下，与**柴胡桂枝汤**，和其荣卫，以通津液，后自愈。方二十五。

柴胡四两　桂枝一两半，去皮　黄芩一两半　芍药一两半　生姜一两半　大枣六个，擘　人参一两半　半夏二合半，洗　甘草一两，炙

上九味，以水六升，煮取三升，去滓，温服一升，日三服。

辨不可吐第十八

合四证。

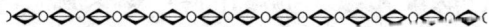

太阳病，当恶寒发热，今自汗出，反不恶寒发热，关上脉细数者，以医吐之过也。若得病一二日吐之者，腹中饥，口不能食；三四日吐之者，不喜糜粥，欲食冷食，朝食暮吐。以医吐之所致也，此为小逆。

太阳病，吐之，但太阳病当恶寒，今反不恶寒，不欲近衣者，此为吐之内烦也。

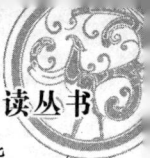

少阴病，饮食入口则吐，心中温温欲吐，复不能吐。始得之，手足寒，脉弦迟者，此胸中实，不可下也。若膈上有寒饮干呕者，不可吐也，当温之。

诸四逆厥者，不可吐之，虚家亦然。

辨可吐第十九

合二法，五证。

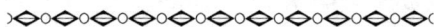

大法，春宜吐。

凡用吐，汤中病便止，不必尽剂也。

病如桂枝证，头不痛，项不强，寸脉微浮，胸中痞鞭，气上撞咽喉，不得息者，此为有寒，当吐之。一云，此以内有久痰，宜吐之。

病胸上诸实一作寒，胸中郁郁而痛，不能食，欲使人按之，而反有涎唾，下利日十余行，其脉反迟，寸口脉微滑，此可吐之。吐之，利则止。

少阴病，饮食入口则吐，心中温温欲吐复不能吐者，宜吐之。

宿食在上管者，当吐之。

病手足逆冷，脉乍结，以客气在胸中，心下满而烦，欲食不能食者，病在胸中，当吐之。

伤寒论

卷第九

汉	张仲景	述
晋	王叔和	撰次
宋	林 亿	校正
明	赵开美	校刻
	沈 琳	仝校

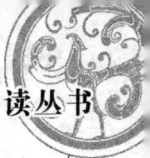

卷第九

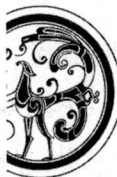

辨不可下病脉证并治第二十

合四法，方六首。

脉濡而弱，弱反在关，濡反在巅，微反在上，涩反在下。微则阳气不足，涩则无血，阳气反微，中风汗出，而反躁烦；涩则无血，厥而且寒。阳微则不可下，下之则心下痞鞕。

动气在右，不可下，下之则津液内竭，咽燥鼻干，头眩心悸也。

动气在左，不可下，下之则腹内拘急，食不下，动气更剧，虽有身热，卧则欲蜷。

动气在上，不可下，下之则掌握热烦，身上浮冷，热汗自泄，欲得水自灌。

动气在下，不可下，下之则腹胀满，卒起头眩，食则下清谷，心下痞也。

咽中闭塞，不可下，下之则上轻下重，水浆不下，卧则欲蜷，身急痛，下利日数十行。

诸外实者，不可下，下之则发微热。亡脉厥者，当齐握热。

133

诸虚者，不可下，下之则大渴。求水者易愈，恶水者剧。

脉濡而弱，弱反在关，濡反在巅，弦反在上，微反在下。弦为阳运，微为阴寒，上实下虚，意欲得温。微弦为虚、虚者不可下也。微则为欬，欬则吐涎，下之则欬止，而利因不休。利不休，则胸中如虫啮，粥入则出，小便不利，两胁拘急，喘息为难，颈背相引，臂则不仁。极寒反汗出，身冷若冰，眼睛不慧，语言不休，而谷气多入，此为除中亦云消中，口虽欲言，舌不得前。

脉濡而弱，弱反在关，濡反在巅，浮反在上，数反在下。浮为阳虚，数为无血。浮为虚，数生热。浮为虚，自汗出而恶寒；数为痛，振而寒栗。微弱在关，胸下为急，喘汗而不得呼吸。呼吸之中，痛在于胁，振寒相抟，形如疟状。医反下之，故令脉数发热，狂走见鬼，心下为痞，小便淋漓，少腹甚鞕，小便则尿血也。

脉濡而紧，濡则卫气微，紧则荣中寒。阳微卫中风，发热而恶寒，荣紧胃气冷，微呕心内烦。医谓有大热，解肌而发汗，亡阳虚烦躁，心下苦痞坚，表里俱虚竭，卒起而头眩，客热在皮肤，怅怏不得眠。不知胃气冷，紧寒在关元，技巧无所施，汲水灌其身。客热应时罢，栗栗而振寒，重被而覆之，汗出而冒巅。体惕而又振，小便为微难，寒气因水发，清谷不容间。呕变反肠出，颠倒不得安，手足为微逆，身冷而内烦，迟欲从后救，安可复追还。

脉浮而大，浮为气实，大为血虚。血虚为无阴，孤阳独下阴部者，小便当赤而难，胞中当虚。今反小便利，而大汗出，法应卫家当微，今反更实，津液四射，荣竭血尽，干烦而不眠，血薄肉消，而成暴一云黑液。医复以毒药攻其胃，此为重虚，客阳去有期，必下如污泥而死。

脉浮而紧，浮则为风，紧则为寒，风则伤卫，寒则伤荣，荣卫俱病，骨节烦疼，当发其汗，而不可下也。

趺阳脉迟而缓，胃气如经也。趺阳脉浮而数，浮则伤胃，数则动脾，此非本病，医特下之所为也。荣卫内陷，其数先微，脉反但浮，其人必大便鞕，气噫而除。何以言之，本以数脉动脾，其数先微，故知脾气不治，大便鞕，气噫而除。今脉反浮，其数改微，邪气独留，心中则饥，邪热不杀谷，潮热发渴，数脉当迟缓，脉因前后度数如法，病者则饥。数脉不时，则生恶疮也。

脉数者，久数不止。止则邪结，正气不能复，正气却结于藏，故邪气浮之，与皮毛相得。脉数者，不可下，下之必烦，利不止。

少阴病，脉微，不可发汗，亡阳故也。阳已虚，尺中弱涩者，复不可下之。

脉浮大，应发汗，医反下之，此为大逆也。

脉浮而大，心下反鞕，有热。属脏者，攻之，不令发汗；属腑者，不令溲数。溲数则大便鞕，汗多则热愈，汗少则便难，脉迟尚未可攻。

二阳并病，太阳初得病时，而发其汗，汗先出不彻，因转属阳明，续自微汗出，不恶寒。若太阳证不罢者，不可下，下之为逆。

结胸证，脉浮大者，不可下，下之即死。

太阳与阳明合病，喘而胸满者，不可下。

太阳与少阳合病者，心下鞕，颈项强而眩者，不可下。

诸四逆厥者，不可下之，虚家亦然。

病欲吐者，不可下。

太阳病，有外证未解，不可下，下之为逆。

病发于阳，而反下之，热入因作结胸；病发于阴，而反下之，因作痞。

病脉浮而紧，而复下之，紧反入里，则作痞。

夫病阳多者热，下之则鞕。

本虚，攻其热必哕。

无阳阴强，大便鞕者，下之必清谷腹满。

太阴之为病，腹满而吐，食不下，自利益甚，时腹自痛，下之必胸下结鞕。

厥阴之为病，消渴，气上撞心，心中疼热，饥而不欲食，食则吐蛔，下之利不止。

少阴病，饮食入口则吐，心中温温欲吐，复不能吐。始得之，手足寒，脉弦迟者，此胸中实，不可下也。

伤寒五六日，不结胸，腹濡，脉虚，复厥者，不可下。此亡血，下之死。

伤寒发热，头痛，微汗出，发汗则不识人；熏之则喘，不得小便，心腹满；下之则短气，小便难，头痛背强；加温针则衄。

伤寒，脉阴阳俱紧，恶寒发热，则脉欲厥。厥者，脉初来大，渐渐小，更来渐大，是其候也。如此者，恶寒甚者，翕翕汗出，喉中痛；若热多者，目赤脉多，睛

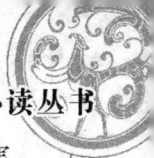

不慧。医复发之，咽中则伤；若复下之，则两目闭。寒多便清谷，热多便脓血；若熏之，则身发黄；若熨之，则咽燥。若小便利者，可救之；若小便难者，为危殆。

伤寒发热，口中勃勃气出，头痛目黄，衄不可制，贪水者，必呕，恶水者，厥。若下之，咽中生疮。假令手足温者，必下重，便脓血。头痛目黄者，若下之，则目闭。贪水者，若下之，其脉必厥，其声嚶，咽喉塞；若发汗，则战栗，阴阳俱虚。恶水者，若下之，则里冷，不嗜食，大便完谷出；若发汗，则口中伤，舌上白胎，烦躁。脉数实，不大便六七日，后必便血；若发汗，则小便自利也。

得病二三日，脉弱，无太阳柴胡证，烦躁心下痞，至四日，虽能食，以承气汤，少少与微和之，令小安。至六日，与承气汤一升。若不大便六七日，小便少，虽不大便，但头鞕，后必溏，未定成鞕，攻之必溏；须小便利，屎定鞕，乃可攻之。

脏结无阳证，不往来寒热，其人反静，舌上胎滑者，不可攻也。

伤寒呕多，虽有阳明证，不可攻之。

阳明病，潮热，大便微鞕者，可与大承气汤；不鞕者，不可与之。若不大便六七日，恐有燥屎，欲知之法，少与小承气汤，汤入腹中，转失气者，此有燥屎也，乃可攻之。若不转失气者，此但初头鞕，后必溏，不可攻之，攻之必胀满，不能食也，欲饮水者，与水则哕。其后发热者，大便必复鞕而少也，宜小承气汤和之。不转失气者，慎不可攻也。**大承气汤**。方一。

137

大黄四两　厚朴八两，炙　枳实五枚，炙　芒消三合

上四味，以水一斗，先煮二味，取五升，下大黄，煮取二升，去滓，下芒消，再煮一二沸，分二服，利则止后服。

小承气汤方

大黄四两，酒洗　厚朴二两，炙，去皮　枳实三枚，炙

上三味，以水四升，煮取一升二合，去滓，分温再服。

伤寒中风，医反下之，其人下利日数十行，谷不化，腹中雷鸣，心下痞鞕而满，干呕，心烦不得安。医见心下痞，谓病不尽，复下之，其痞益甚。此非结热，但以胃中虚，客气上逆，故使鞕也，属**甘草泻心汤**。方二。

甘草四两，炙　黄芩三两　干姜三两　大枣十二枚，擘　半夏半升，洗　黄连一两

上六味，以水一斗，煮取六升，去滓，再煎，取三升，温服一升，日三服。有人参，见第四卷中。

下利脉大者，虚也，以强下之故也。设脉浮革，因尔肠鸣者，属**当归四逆汤**。方三。

当归三两　桂枝三两，去皮　细辛三两　甘草二两，炙　通草二两　芍药三两　大枣二十五枚，擘

上七味，以水八升，煮取三升，去滓，温服一升半，日三服。

阳明病，身合色赤，不可攻之，必发热色黄者，小便不利也。

阳明病，心下鞕满者，不可攻之。攻之，利遂不止

者，死；利止者，愈。

阳明病，自汗出，若发汗，小便自利者，此为津液内竭，虽鞕，不可攻之。须自欲大便，宜**蜜煎**导而通之，若土瓜根，及猪胆汁，皆可为导。方四。

食蜜七合

右一味，于铜器内，微火煎，当须凝如饴状，搅之，勿令焦著，欲可丸，并手捻作挺，令头锐，大如指，长二寸许。当热时急作，冷则鞕，以内谷道中。以手急抱，欲大便时，乃去之。疑非仲景意，已试甚良。又大猪胆一枚，泻汁，和少许法醋，以灌谷道内。如一食顷，当大便，出宿食恶物，甚效。

辨可下病脉证并治
第二十一

合四十四法，方一十一首。

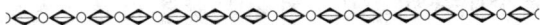

◈◇◈◇◈◇◈◇◈◇◈◇◈◇◈◇◈◇◈◇◈

大法，秋宜下。

凡可下者，用汤胜丸散，中病便止，不必尽剂也。

阳明病，发热，汗多者，急下之，宜**大柴胡汤**。方一。一法用小承气汤。

柴胡八两　枳实四枚，炙　生姜五两　黄芩三两　芍药三两　大枣十二枚，擘　半夏半升，洗

上七味，以水一斗二升，煮取六升，去滓，更煎取三升，温服一升，日三服。一方云，加大黄二两，若不

加，恐不成大柴胡汤。

少阴病，得之二三日，口燥咽干者，急下之，宜**大承气汤**。方二。

大黄四两，酒洗　厚朴半斤，炙，去皮　枳实五枚，炙
芒消三合

上四味，以水一斗，先煮二物，取五升，内大黄，更煮取二升，去滓，内芒消，更上微火一两沸，分温再服。得下，余勿服。

少阴病，六七日腹满不大便者，急下之，宜大承气汤。三。用前第二方。

少阴病，下利清水，色纯青，心下必痛，口干燥者，可下之，宜大柴胡大承气汤。四。用前第二方。

下利，三部脉皆平，按之心下鞕者，急下之，宜大承气汤。五。用前第二方。

下利，脉迟而滑者，内实也，利未欲止，当下之，宜大承气汤。六。用前第二方。

阳明少阳合病，必下利，其脉不负者，为顺也。负者，失也，互相克贼，名为负也。脉滑而数者，有宿食，当下之，宜大承气汤。七。用前第二方。

问曰：人病有宿食，何以别之？师曰：寸口脉浮而大，按之反涩，尺中亦微而涩，故知有宿食。当下之，宜大承气汤。八。用前第二方。

下利，不欲食者，以有宿食故也，当下之，宜大承气汤。九。用前第二方。

下利差，至其年月日时复发者，以病不尽故也，当下之，宜大承气汤。十。用前第二方。

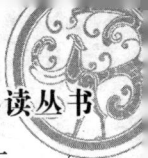

病腹中满痛者，此为实也，当下之，宜大承气、大柴胡汤。十一。用前第一、第二方。

下利，脉反滑，当有所去，下乃愈，宜大承气汤。十二。用前第二方。

腹满不减，减不足言，当下之，宜大柴胡、大承气汤。十三。用前第一第二方。

伤寒后脉沉，沉者，内实也，下之解，宜大柴胡汤。十四。用前第一方。

伤寒六七日，目中不了了，睛不和，无表里证，大便难，身微热者，此为实也，急下之，宜大承气、大柴胡汤。十五。用前第一、第二方。

太阳病未解，脉阴阳俱停一作微，必先振栗汗出而解。但阴脉微一作尺脉实者，下之而解，宜大柴胡汤。十六。用前第一方。一法用调胃承气汤。

脉双弦而迟者，必心下鞕；脉大而紧者，阳中有阴也，可下之，宜大承气汤。十七。用前第二方。

结胸者，项亦强，如柔痉状，下之则和。十八。结胸门用大陷胸丸。

病人无表里证，发热七八日，虽脉浮数者，可下之，宜大柴胡汤。十九。用前第一方。

太阳病，六七日表证仍在，脉微而沉，反不结胸，其人发狂者，以热在下焦，少腹当鞕满，而小便自利者，下血乃愈。所以然者，以太阳随经，瘀热在里故也，宜下之，以**抵当汤**。方二十。

水蛭三十枚，熬　桃仁二十枚，去皮尖　虻虫三十枚，去翅足，熬　大黄三两，去皮，破六片

141

上四味，以水五升，煮取三升，去滓，温服一升。不下者，更服。

太阳病，身黄，脉沉结，少腹鞕满，小便不利者，为无血也；小便自利，其人如狂者，血证谛，属抵当汤证。二十一。用前第二十方。

伤寒有热，少腹满，应小便不利，今反利者，为有血也，当下之，**宜抵当丸**。方二十二。

大黄三两　桃仁二十五个，去皮尖　虻虫去翅足，熬水蛭各二十个，熬

上四味，捣筛，为四丸，以水一升，煮一丸，取七合服之，晬时当下血，若不下者，更服。

阳明病，发热汗出者，此为热越，不能发黄也；但头汗出，身无汗，剂颈而还，小便不利，渴引水浆者，以瘀热在里，身必发黄，宜下之，以**茵陈蒿汤**。方二十三。

茵陈蒿六两　栀子十四个，擘　大黄二两，破

上三味，以水一斗二升，先煮茵陈，减六升，内二味，煮取三升，去滓，分温三服，小便当利，尿如皂荚汁状，色正赤。一宿腹减，黄从小便去也。

阳明证，其人喜忘者，必有蓄血。所以然者，本有久瘀血，故令喜忘。屎虽鞕，大便反易，其色必黑，宜抵当汤下之。二十四。用前第二十方。

汗一作卧出谵语者，以有燥屎在胃中，此为风也。须下者，过经乃可下之。下之若早者，语言必乱，以表虚里实故也。下之愈，宜大柴胡、大承气汤。二十五。用前第一第二方。

病人烦热，汗出则解，又如疟状，日晡所发热者，属阳明也。脉实者，可下之，宜大柴胡、大承气汤。二十六。用前第一第二方。

阳明病，谵语，有潮热，反不能食者，胃中有燥屎五六枚也；若能食者，但鞕耳，属大承气汤证。二十七。用前第二方。

下利谵语者，有燥屎也，属**小承气汤**。方二十八。

大黄四两　厚朴二两，炙，去皮　枳实三枚，炙

上三味，以水四升，煮取一升二合，去滓，分温再服。若更衣者，勿服之。

得病二三日，脉弱，无太阳柴胡证，烦躁，心下痞，至四五日，虽能食，以承气汤少少与微和之，令小安，至六日，与承气汤一升。若不大便六七日，小便少者，虽不大便，但初头鞕，后必溏，此未定成鞕也，攻之必溏，须小便利，屎定鞕，乃可攻之，宜大承气汤。二十九。用前第二方。一云大柴胡汤。

太阳病中风，下利，呕逆，表解者，乃可攻之。其人漐漐汗出，发作有时，头痛，心下痞鞕满，引胁下痛，干呕则短气，汗出不恶寒者，此表解里未和也，属**十枣汤**。方三十。

芫花熬赤　甘遂　大戟各等分。

上三味，各异捣筛秤已，合治之，以水一升半，煮大肥枣十枚，取八合，去枣，内药末，强人服重一钱匕，羸人半钱，温服之，平旦服。若下少，病不除者，明日更服，加半钱，得快下利后，糜粥自养。

太阳病不解，热结膀胱，其人如狂，血自下，下者

愈。其外未解者，尚未可攻，当先解其外；外解已，但少腹急结者，乃可攻之，宜**桃核承气汤**。方三十一。

桃仁五十枚，去皮尖　大黄四两　甘草二两，炙　芒消二两　桂枝二两，去皮

上五味，以水七升，煮四物，取二升半，去滓，内芒消，更上火煎微沸，先食温服五合，日三服，当微利。

伤寒七八日，身黄如橘子色，小便不利，腹微满者，属茵陈蒿汤证。三十二。用前第二十三方。

伤寒发热，汗出不解，心中痞鞕，呕吐而下利者，属大柴胡汤证。三十三。用前第一方。

伤寒十余日，热结在里，复往来寒热者，属大柴胡汤证。三十四。用前第一方。

但结胸，无大热者，以水结在胸胁也，但头微汗出者，属**大陷胸汤**。方三十五。

大黄六两　芒消一升　甘遂末一钱匕

上三味，以水六升，先煮大黄，取二升，去滓，内芒消，更煮一二沸，内甘遂末，温服一升。

伤寒六七日，结胸热实，脉沉而紧，心下痛，按之石鞕者，属大陷胸汤证。三十六。用前第三十五方。

阳明病，其人多汗，以津液外出，胃中燥，大便必鞕，鞕则谵语，属小承气汤证。三十七。用前第二十八方。

阳明病，不吐不下，心烦者，属**调胃承气汤**。方三十八。

大黄四两，酒洗　甘草二两，炙　芒消半升

上三味，以水三升，煮取一升，去滓，内芒消，更上火微煮令沸，温顿服之。

阳明病，脉迟，虽汗出，不恶寒者，其身必重，短气，腹满而喘，有潮热者，此外欲解，可攻里也。手足溅然汗出者，此大便已鞕也，大承气汤主之。若汗出多，微发热恶寒者，外未解也，桂枝汤主之。其热不潮，未可与承气汤；若腹大满不通者，与小承气汤，微和胃气，勿令至大泄下。三十九。大承气汤用前第二方，小承气用前第二十八方。

桂枝汤方

桂枝去皮　芍药　生姜切，各三两　甘草二两，炙
大枣十二枚，擘

上五味，以水七升，煮取三升，去滓，温服一升。服汤后，饮热稀粥一升余，以助药力，取微似汗。

阳明病，潮热，大便微鞕者，可与大承气汤；不鞕者，不可与之。若不大便六七日，恐有燥屎，欲知之法，少与小承气汤，汤入腹中，转失气者，此有燥屎也，乃可攻之。若不转失气者，此但初头鞕，后必溏，不可攻之，攻之必胀满不能食也，欲饮水者，与水则哕。其后发热者，大便必复鞕而少也，宜以小承气汤和之。不转失气者，慎不可攻也。四十。并用前方。

阳明病，谵语，发潮热，脉滑而疾者，小承气汤主之。因与承气汤一升，腹中转气者，更服一升；若不转气者，勿更与之。明日又不大便，脉反微涩者，里虚也，为难治，不可更与承气汤。四十一。用前第二十八方。

二阳并病，太阳证罢，但发潮热，手足漐漐汗出，大便难，而谵语者，下之则愈，宜大承气汤。四十二。用前第二方。

病人小便不利，大便乍难乍易，时有微热，喘冒不能卧者，有燥屎也，属大承气汤证。四十三。用前第二方。

大下后，六七日不大便，烦不解，腹满痛者，此有燥屎也。所以然者，本有宿食故也，属大承气汤证。四十四。用前第二方。

伤寒论

卷第十

汉　张仲景　述

晋　王叔和　撰次

宋　林　亿　校正

明　赵开美　校刻

　　沈　琳　仝校

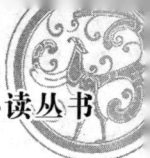

卷第十

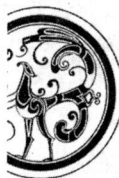

辨发汗吐下后病脉证并治第二十二

合四十八法，方三十九首。

师曰：病人脉微而涩者，此为医所病也。大发其汗，又数大下之，其人亡血，病当恶寒，后乃发热，无休止时。夏月盛热，欲著复衣，冬月盛寒，欲裸其身。所以然者，阳微则恶寒，阴弱则发热，此医发其汗，使阳气微，又大下之，令阴气弱。五月之时，阳气在表，胃中虚冷，以阳气内微，不能胜冷，故欲著复衣；十一月之时，阳气在里，胃中烦热，以阴气内弱，不能胜热，故欲裸其身。又阴脉迟涩，故知亡血也。

寸口脉浮大，而医反下之，此为大逆。浮则无血，大则为寒，寒气相搏，则为肠鸣。医乃不知，而反饮冷水，令汗大出，水得寒气，冷必相抟，其人则饩。

太阳病三日，已发汗，若吐，若下，若温针，仍不解者，此为坏病，桂枝不中与之也。观其脉证，知犯何逆，随证治之。

脉浮数者，法当汗出而愈，若下之，身重，心悸

149

者，不可发汗，当自汗出乃解。所以然者，尺中脉微，此里虚，须表里实，津液和，便自汗出愈。

凡病若发汗，若吐，若下，若亡血，无津液，阴阳脉自和者，必自愈。

大下之后，复发汗，小便不利者，亡津液故也。勿治之，得小便利，必自愈。

下之后，复发汗，必振寒，脉微细。所以然者，以内外俱虚故也。

本发汗，而复下之，此为逆也；若先发汗，治不为逆。本先下之，而反汗之，为逆；若先下之，治不为逆。

太阳病，先下而不愈，因复发汗，以此表里俱虚，其人因致冒，冒家汗出自愈。所以然者，汗出表和故也。得表和，然后复下之。

得病六七日，脉迟浮弱，恶风寒，手足温，医二三下之，不能食，而胁下满痛，面目及身黄，颈项强，小便难者，与柴胡汤，后必下重。本渴饮水而呕者，柴胡不中与也，食谷者哕。

太阳病，二三日不能卧，但欲起，心下必结，脉微弱者，此本有寒分也。反下之，若利止，必作结胸，未止者，四日复下之，此作协热利也。

太阳病，下之，其脉促一作纵，不结胸者，此为欲解也。脉浮者，必结胸；脉紧者，必咽痛；脉弦者，必两胁拘急；脉细数者，头痛未止；脉沉紧者，必欲呕；脉沉滑者，协热利；脉浮滑者，必下血。

太阳少阳并病，而反下之，成结胸，心下鞭，下利不止，水浆不下，其人心烦。

脉浮而紧，而复下之，紧反入里，则作痞，按之自濡，但气痞耳。

伤寒吐下发汗后，虚烦，脉甚微，八九日心下痞鞕，胁下痛，气上冲咽喉，眩冒，经脉动惕者，久而成痿。

阳明病，能食，下之不解者，其人不能食，若攻其热必哕。所以然者，胃中虚冷故也，以其人本虚，攻其热必哕。

阳明病，脉迟，食难用饱，饱则发烦，头眩，必小便难，此欲作谷疸。虽下之，腹满如故，所以然者，脉迟故也。

夫病，阳多者热，下之则鞕；汗多，极发其汗，亦鞕。

太阳病，寸缓关浮尺弱，其人发热，汗出，复恶寒，不呕，但心下痞者，此以医下之也。

太阴之为病，腹满而吐，食不下，自利益甚，时腹自痛，若下之，必胸下结鞕。

伤寒大吐大下之，极虚，复极汗者，其人外气怫郁，复与之水，以发其汗，因得哕。所以然者，胃中寒冷故也。

吐利发汗后，脉平，小烦者，以新虚，不胜谷气故也。

太阳病，医发汗，遂发热恶寒，因复下之，心下痞，表里俱虚，阴阳气并竭。无阳则阴独，复加烧针，因胸烦，面色青黄，肤瞤者，难治；今色微黄，手足温

151

者，易愈。

太阳病，得之八九日，如疟状，发热恶寒，热多寒少，其人不呕，清便欲自可，一日二三度发，脉微缓者，为欲愈也。脉微而恶寒者，此阴阳俱虚，不可更发汗更下更吐也。面色反有热色者，未欲解也，以其不能得小汗出，身必痒，属**桂枝麻黄各半汤**。方一。

桂枝一两十六铢　芍药一两　生姜一两，切　甘草一两，炙　麻黄一两，去节　大枣四枚，擘　杏仁二十四个，汤浸，去皮尖及两人者

上七味，以水五升，先煮麻黄一二沸，去上沫，内诸药，煮取一升八合，去滓，温服六合。本云桂枝汤三合，麻黄汤三合，并为六合，顿服。

服桂枝汤，或下之，仍头项强痛，翕翕发热，无汗，心下满微痛，小便不利者，属**桂枝去桂加茯苓白术汤**。方二。

芍药三两　甘草二两，炙　生姜三两，切　白术三两　茯苓三两　大枣十二枚，擘

上六味，以水八升，煮取三升，去滓，温服一升，小便利则愈。本云桂枝汤，今去桂枝加茯苓、白术。

太阳病，先发汗不解，而下之，脉浮者不愈。浮为在外，而反下之，故令不愈。今脉浮，故在外，当须解外则愈，宜**桂枝汤**。方三。

桂枝三两，去皮　芍药三两　生姜三两，切　甘草二两，炙　大枣十二枚，擘

上五味，以水七升，煮取三升，去滓，温服一升，须臾啜热稀粥一升，以助药力，取汗。

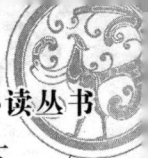

下之后，复发汗，昼日烦躁不得眠，夜而安静，不呕，不渴，无表证，脉沉微，身无大热者，属**干姜附子汤**。方四。

干姜一两　附子一枚，生用，去皮，破八片

上二味，以水三升，煮取一升，去滓，顿服。

伤寒若吐若下后，心下逆满，气上冲胸，起则头眩，脉沉紧，发汗则动经，身为振振摇者，属**茯苓桂枝白术甘草汤**。方五。

茯苓四两　桂枝三两，去皮　白术二两　甘草二两，炙

上四味，以水六升，煮取三升，去滓，分温三服。

发汗若下之后，病仍不解，烦躁者，属**茯苓四逆汤**。方六。

茯苓四两　人参一两　附子一枚，生用，去皮，破八片　甘草二两，炙　干姜一两半

上五味，以水五升，煮取二升，去滓，温服七合，日三服。

发汗吐下后，虚烦不得眠，若剧者，必反覆颠倒，心中懊侬，属**栀子豉汤**。若少气者，栀子甘草豉汤；若呕者，栀子生姜豉汤。七。

肥栀子十四枚，擘　香豉四合，绵裹

上二味，以水四升，先煮栀子，得二升半，内豉，煮取一升半，去滓，分为二服，温进一服。得吐者，止后服。

栀子甘草豉汤方

肥栀子十四个，擘　甘草二两，炙　香豉四合，绵裹

上三味，以水四升，先煮二味，取二升半，内豉，煮取一升半，去滓，分二服，温进一服。得吐者，止后服。

栀子生姜豉汤方

肥栀子十四个，擘　生姜五两，切　香豉四合，绵裹

上三味，以水四升，先煮二味，取二升半，内豉，煮取一升半，去滓，分二服，温进一服，得吐者，止后服。

发汗若下之，而烦热，胸中窒者，属栀子豉汤证。八。用前初方。

太阳病，过经十余日，心下温温欲吐，而胸中痛，大便反溏，腹微满，郁郁微烦，先此时极吐下者，与调胃承气汤。若不尔者，不可与。但欲呕，胸中痛，微溏者，此非柴胡汤证，以呕，故知极吐下也，**调胃承气汤**。方九。

大黄四两，酒洗　甘草二两，炙　芒消半升

上三味，以水三升，煮取一升，去滓，内芒消，更上火令沸，顿服之。

太阳病，重发汗，而复下之，不大便五六日，舌上燥而渴，日晡所，小有潮热一云，日晡所发，心胸大烦，从心下至少腹鞕满而痛，不可近者，属**大陷胸汤**。方十。

大黄六两，去皮，酒洗　芒消一升　甘遂末一钱匕

上三味，以水六升，煮大黄，取二升，去滓，内芒消，煮两沸，内甘遂末，温服一升，得快利，止后服。

伤寒五六日，已发汗，而复下之，胸胁满，微结，小便不利，渴而不呕，但头汗出，往来寒热，心烦者，

此为未解也，**属柴胡桂枝干姜汤**。方十一。

柴胡半斤　桂枝三两，去皮　干姜二两　栝楼根四两
黄芩三两　甘草二两，炙　牡蛎二两，熬

上七味，以水一斗二升，煮取六升，去滓，再煎取
三升，温服一升，日三服。初服微烦，后汗出便愈。

伤寒发汗，若吐若下，解后，心下痞鞕，噫气不除
者，**属旋覆代赭汤**。方十二。

旋覆花三两　人参二两　生姜五两　代赭一两　甘草
三两，炙　半夏半升，洗　大枣十二枚，擘

上七味，以水一斗，煮取六升，去滓，再煎取三
升，温服一升，日三服。

伤寒大下之，复发汗，心下痞，恶寒者，表未解
也，不可攻痞。当先解表，表解乃攻痞。解表宜桂枝
汤，用前方；攻痞宜**大黄黄连泻心汤**。方十三。

大黄二两，酒洗　黄连一两

上二味，以麻沸汤二升渍之，须臾绞去滓，分温再
服。有黄芩，见第四卷中。

伤寒若吐下后，七八日不解，热结在里，表里俱
热，时时恶风，大渴，舌上干燥而烦，欲饮水数升者，
属白虎加人参汤。方十四。

知母六两　石膏一斤，碎　甘草二两，炙　粳米六合
人参三两

上五味，以水一斗，煮米熟，汤成去滓，温服一
升，日三服。

伤寒若吐若下后，不解，不大便五六日，上至十余
日，日晡所发潮热，不恶寒，独语如见鬼状。若剧者，

发则不识人，循衣摸床，惕而不安一云，顺衣妄撮，怵惕不安，微喘直视，脉弦者生，涩者死。微者，但发热，谵语者，属**大承气汤**。方十五。

大黄四两，去皮，酒洗　厚朴半斤，炙　枳实五枚，炙
芒消三合

上四味，以水一斗，先煮二味，取五升，内大黄，煮取二升，去滓，内芒消，更煮令一沸，分温再服。得利者，止后服。

三阳合病，腹满身重，难以转侧，口不仁，面垢。又作枯，一云向经。

谵语遗尿，发汗则谵语，下之则额上生汗，若手足逆冷，自汗出者，属**白虎汤**。方十六。

知母六两　石膏一斤，碎　甘草二两，炙　粳米六合

上四味，以水一斗，煮米熟，汤成去滓，温服一升，日三服。

阳明病，脉浮而紧，咽燥口苦，腹满而喘，发热汗出，不恶寒，反恶热，身重。若发汗则躁，心愦愦而反谵语；若加温针，必怵惕烦躁不得眠；若下之，则胃中空虚，客气动膈，心中懊憹，舌上胎者，属栀子豉汤证。十七。用前第七方。

阳明病，下之，心中懊憹而烦，胃中有燥屎者，可攻。腹微满，初头鞕，后必溏，不可攻之。若有燥屎者，宜大承气汤。第十八。用前第十五方。

太阳病，若吐若下若发汗后，微烦，小便数，大便因鞕者，与**小承气汤**和之愈。方十九。

大黄四两，酒洗　厚朴二两，炙　枳实三枚，炙

上三味，以水四升，煮取一升二合，去滓，分温二服。

大汗，若大下而厥冷者，属**四逆汤**。方二十。

甘草二两，炙　　干姜一两半　　附子一枚，生用，去皮，破八片

上三味，以水三升，煮取一升二合，去滓，分温再服，强人可大附子一枚，干姜四两。

太阳病，下之后，其气上冲者，可与桂枝汤。若不上冲者，不得与之。二十一。用前第三方。

太阳病，下之后，脉促胸满者，属**桂枝去芍药汤**。方二十二。促，一作纵。

桂枝三两，去皮　　甘草二两，炙　　生姜三两　　大枣十二枚，擘

上四味，以水七升，煮取三升，去滓，温服一升。本云桂枝汤，今去芍药。

若微寒者，属**桂枝去芍药加附子汤**。方二十三。

桂枝三两，去皮　　甘草二两，炙　　生姜三两，切　　大枣十二枚，擘　　附子一枚，炮

上五味，以水七升，煮取三升，去滓，温服一升，本云桂枝汤，今去芍药加附子。

太阳病桂枝证，医反下之，利遂不止，脉促者，表未解也；喘而汗出者，属**葛根黄芩黄连汤**。方二十四。促，一作纵。

葛根半斤　　甘草二两，炙　　黄芩三两　　黄连三两

上四味，以水八升，先煮葛根，减二升，内诸药，煮取二升，去滓，温分再服。

太阳病，下之微喘者，表未解故也，属**桂枝加厚朴杏子汤**。方二十五。

桂枝三两，去皮　芍药三两　生姜三两，切　甘草二两，炙　厚朴二两，炙，去皮　大枣十二枚，擘　杏仁五十个，去皮尖

上七味，以水七升，煮取三升，去滓，温服一升。

伤寒，不大便六七日，头痛有热者，与承气汤。其小便清者一云，大便青，知不在里，仍在表也，当须发汗。若头痛者，必衄，宜桂枝汤。二十六。用前第三方。

伤寒五六日，大下之后，身热不去，心中结痛者，未欲解也，属栀子豉汤证。二十七。用前第七方。

伤寒下后，心烦腹满，卧起不安者，属**栀子厚朴汤**。方二十八。

栀子十四枚，擘　厚朴四两，炙　枳实四个，水浸，炙令赤

上三味，以水三升半，煮取一升半，去滓，分二服，温进一服。得吐者，止后服。

伤寒，医以丸药大下之，身热不去，微烦者，属**栀子干姜汤**。方二十九。

栀子十四个，擘　干姜二两

上二味，以水三升半，煮取一升半，去滓，分二服。一服得吐者，止后服。

凡用栀子汤，病人旧微溏者，不可与服之。

伤寒，医下之，续得下利，清谷不止，身疼痛者，急当救里；后身疼痛，清便自调者，急当救表。救里宜四逆汤，救表宜桂枝汤。三十。并用前方。

太阳病，过经十余日，反二三下之，后四五日，柴胡证仍在者，先与小柴胡。呕不止，心下急一云，呕止小安，郁郁微烦者，为未解也，可与**大柴胡汤**，下之则愈。方三十一。

柴胡半斤　黄芩三两　芍药三两　半夏半升，洗　生姜五两　枳实四枚，炙　大枣十二枚，擘

上七味，以水一斗二升，煮取六升，去滓，再煎取三升，温服一升，日三服。一方加大黄二两，若不加，恐不为大柴胡汤。

伤寒十三日不解，胸胁满而呕，日晡所发潮热，已而微利，此本柴胡，下之不得利，今反利者，知医以丸药下之，此非其治也。潮热者，实也，先服小柴胡汤以解外，后以**柴胡加芒消汤**主之。方三十二。

柴胡二两十六铢　黄芩一两　人参一两　甘草一两，炙　生姜一两　半夏二十铢，旧云，五枚，洗　大枣四枚，擘　芒消二两

上八味，以水四升，煮取二升，去滓，内芒消，更煮微沸，温分再服，不解更作。

伤寒十三日，过经谵语者，以有热也，当以汤下之。若小便利者，大便当鞕，而反下利，脉调和者，知医以丸药下之，非其治也。若自下利者，脉当微厥，今反和者，此为内实也，属调胃承气汤证。三十三。用前第九方。

伤寒八九日，下之胸满烦惊，小便不利，谵语，一身尽重，不可转侧者，属**柴胡加龙骨牡蛎汤**。方三十四。

柴胡四两　　龙骨一两半　　黄芩一两半　　生姜一两半，切　　铅丹一两半　　人参一两半　　桂枝一两半，去皮　　茯苓一两半　　半夏二合半，洗　　大黄二两　　牡蛎一两半，熬　　大枣六枚，擘

上十二味，以水八升，煮取四升，内大黄，切如棋子，更煮一两沸，去滓，温服一升。本云柴胡汤，今加龙骨等。

火逆下之，因烧针烦躁者，属**桂枝甘草龙骨牡蛎汤**。方三十五。

桂枝一两，去皮　　甘草二两，炙　　龙骨二两　　牡蛎二两，熬

上四味，以水五升，煮取二升半，去滓，温服八合，日三服。

太阳病，脉浮而动数，浮则为风，数则为热，动则为痛，数则为虚。头痛发热，微盗汗出，而反恶寒者，表未解也。医反下之，动数变迟，膈内拒痛一云，头痛即眩，胃中空虚，客气动膈，短气躁烦，心中懊憹，阳气内陷，心下因鞕，则为结胸，属大陷胸汤证。若不结胸，但头汗出，余处无汗，剂颈而还，小便不利，身必发黄。三十六。用前第十方。

伤寒五六日，呕而发热者，柴胡汤证具，而以他药下之，柴胡证仍在者，复与柴胡汤。此虽已下之，不为逆，必蒸蒸而振，却发热汗出而解。若心下满而鞕痛者，此为结胸也，大陷胸汤主之，用前方。但满而不痛者，此为痞，柴胡不中与之，属**半夏泻心汤**。方三十七。

半夏半升，洗　黄芩三两　干姜三两　人参三两　甘草三两，炙　黄连一两　大枣十二枚，擘

上七味，以水一斗，煮取六升，去滓，再煎，取三升，温服一升，日三服。

本以下之，故心下痞，与泻心汤。痞不解，其人渴而口燥烦，小便不利者，属**五苓散**。方三十八。一方云，忍之一日乃愈。

猪苓十八铢，去黑皮　白术十八铢　茯苓十八铢　泽泻一两六铢　桂心半两，去皮

上五味，为散，白饮和服方寸匕，日三服。多饮暖水，汗出愈。

伤寒中风，医反下之，其人下利日数十行，谷不化，腹中雷鸣，心下痞鞕而满，干呕，心烦不得安。医见心下痞，谓病不尽，复下之，其痞益甚。此非结热，但以胃中虚，客气上逆，故使鞕也，属**甘草泻心汤**。方三十九。

甘草四两，炙　黄芩三两　干姜三两　半夏半升，洗　大枣十二枚，擘　黄连一两

上六味，以水一斗，煮取六升，去滓，再煎，取三升，温服一升，日三服。有人参。见第四卷中。

伤寒服汤药，下利不止，心下痞鞕，服泻心汤已，复以他药下之，利不止，医以理中与之，利益甚。理中，理中焦，此利在下焦，属**赤石脂禹余粮汤**。复不止者，当利其小便。方四十。

赤石脂一斤，碎　太一禹余粮一斤，碎

上二味，以水六升，煮取二升，去滓，分温三服。

161

太阳病，外证未除，而数下之，遂协热而利，利下不止，心下痞鞕，表里不解者，**属桂枝人参汤**。方四十一。

桂枝四两，别切，去皮　甘草四两，炙　白术三两
人参三两　干姜三两

上五味，以水九升，先煮四味，取五升，内桂，更煮取三升，去滓，温服一升，日再，夜一服。

下后，不可更行桂枝汤，汗出而喘，无大热者，属**麻黄杏子甘草石膏汤**。方四十二。

麻黄四两，去节　杏仁五十个，去皮尖　甘草二两，炙
石膏半斤，碎

上四味，以水七升，先煮麻黄，减二升，去上沫，内诸药，煮取三升，去滓，温服一升。本云黄耳杯。

阳明病，下之，其外有热，手足温，不结胸，心中懊憹，饥不能食，但头汗出者，属栀子豉汤证。四十三。用前第七初方。

伤寒吐后，腹胀满者，属调胃承气汤证。四十四。用前第九方。

病人无表里证，发热七八日，脉虽浮数者，可下之。假令已下，脉数不解，今热则消谷，喜饥，至六七日，不大便者，有瘀血，属**抵当汤**。方四十五。

大黄三两，酒洗　桃仁二十枚，去皮尖　水蛭三十枚，熬　虻虫去翅足，三十枚，熬

上四味，以水五升，煮取三升，去滓，温服一升，不下更服。

本太阳病，医反下之，因尔腹满，时痛者，属太阴

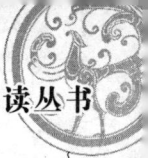

也，属桂枝加芍药汤。方四十六。

桂枝三两，去皮　芍药六两　甘草二两，炙　大枣十二枚，擘　生姜三两，切

上五味，以水七升，煮取三升，去滓，分温三服。本云桂枝汤，今加芍药。

伤寒六七日，大下，寸脉沉而迟，手足厥逆，下部脉不至，喉咽不利，唾脓血，泄利不止者，为难治，属**麻黄升麻汤**。方四十七。

麻黄二两半，去节　升麻一两六铢　当归一两六铢知母十八铢　黄芩十八铢　葳蕤十八铢，一作菖蒲　芍药六铢　天门冬六铢，去心　桂枝六铢，去皮　茯苓六铢甘草六铢，炙　石膏六铢，碎，绵裹　白术六铢　干姜六铢

上十四味，以水一斗，先煮麻黄一两沸，去上沫，内诸药，煮取三升，去滓，分温三服，相去如炊三斗米顷，令尽，汗出愈。

伤寒本自寒下，医复吐下之，寒格更逆吐下，若食入口即吐，属**干姜黄芩黄连人参汤**。方四十八。

干姜　黄芩　黄连　人参各三两

上四味，以水六升，煮取二升，去滓，分温再服。

伤寒论后序

夫治伤寒之法，历观诸家方书，得仲景之多者，惟孙思邈。犹曰："见大医疗伤寒，惟大青知母等诸冷物投之，极与仲景本意相反。"又曰："寻方之大意，不过三种，一则桂枝，二则麻黄，三则青龙，凡疗伤寒，不出之也。"呜呼！是未知法之深者也。奈何仲景之意，治病发于阳者，以桂枝、生姜、大枣之类；发于阴者，以干姜、甘草、附子之类，非谓全用温热药，盖取《素问》辛甘发散之说。且风与寒，非辛甘不能发散之也。而又中风自汗用桂枝，伤寒无汗用麻黄，中风见寒脉、伤寒见风脉用青龙，若不知此，欲治伤寒者，是未得其门矣。然则此之三方，春冬所宜用之，若夏秋之时，病多中暍，当行白虎也。故《阴阳大论》云，脉盛身寒，得之伤寒，脉虚身热，得之伤暑。又云，五月六月，阳气已盛，为寒所折，病热则重。《别论》云，太阳中热，暍是也，其人汗出恶寒，身热而渴，白虎主之。若误服桂枝麻黄辈，未有不黄发斑出，脱血而得生者。此古人所未至，故附于卷之末云。

附《伤寒论》子目

辨太阳病脉证并治上第五

合一十六法，方一十四首。

太阳中风，阳浮阴弱，热发汗出，恶寒，鼻鸣干呕者，桂枝汤主之。第一。五味。前有太阳病一十一证。

太阳病，头痛发热，汗出恶风者，桂枝汤主之。第二。用前第一方。

太阳病，项背强几几，反汗出恶风者，桂枝加葛根汤主之。第三。七味。

太阳病，下之后，其气上冲者，桂枝汤主之。第四。用前第一方。下有太阳坏病一证。

桂枝本为解肌，若脉浮紧，发热汗不出者，不可与之。第五。下有酒客不可与桂枝一证。

喘家作桂枝汤，加厚朴杏子。第六。下有服汤吐脓血一证。

太阳病，发汗遂漏不止，恶风，小便难，四肢急，难以屈伸，桂枝加附子汤主之。第七。六味。

太阳病，下之后，脉促胸满者，桂枝去芍药汤主之。第八。四味。

若微寒者，桂枝去芍药加附子汤主之。第九。五味。

太阳病，八九日如疟状，热多寒少，不呕，清便自可，宜桂枝麻黄各半汤。第十。七味。

太阳病，服桂枝汤，烦不解，先刺风池、风府，却与桂枝汤。第十一。用前第一方。

服桂枝汤，大汗出，脉洪大者，与桂枝汤。若形似疟，一日再发者，宜桂枝二麻黄一汤。第十二。七味。

服桂枝汤，大汗出，大烦渴不解，脉洪大者，白虎加人参汤主之。第十三。五味。

165

太阳病，发热恶寒，热多寒少，脉微弱者，宜桂枝二越婢一汤。第十四。七味。

服桂枝，或下之，头项强痛，发热无汗，心下满痛，小便不利者，桂枝去桂加茯苓白术汤主之。第十五。六味。

伤寒脉浮，自汗出，小便数，心烦，微恶寒，脚挛急，与桂枝，得之便厥，咽干，烦躁，吐逆，作甘草干姜汤与之。厥愈，更作芍药甘草汤与之，其脚伸。若胃气不和，与调胃承气汤。若重发汗，加烧针者，四逆汤主之。第十六。甘草干姜汤、芍药甘草汤并二味。调胃承气汤、四逆汤并三味。

辨太阳病脉证并治中第六

合六十六法，方三十九首。并见太阳阳明合病法。

太阳病，项背强几几，无汗恶风，葛根汤主之。第一。七味。

太阳阳明合病，必自利，葛根汤主之。第二。用前第一方。一云，用后第四方。

太阳阳明合病，不下利，但呕者，葛根加半夏汤主之。第三。八味。

太阳病，桂枝证，医反下之，利不止，葛根黄芩黄连汤主之。第四。四味。

太阳病，头痛发热，身疼，恶风，无汗而喘者，麻黄汤主之。第五。四味。

太阳阳明合病，喘而胸满，不可下，宜麻黄汤主之。第六。用前第五方。

太阳病，十日以去，脉浮细而嗜卧者，外已解。设胸满痛，与小柴胡汤。脉但浮者，与麻黄汤。第七。用前第五方。小柴胡汤，七味。

太阳中风，脉浮紧，发热恶寒，身疼痛，不汗出而烦躁者，大青龙汤主之。第八。七味。

伤寒，脉浮缓，身不疼，但重，乍有轻时，无少阴证，大青龙汤发之。第九。用前第八方。

伤寒表不解，心下有水气，干呕，发热而咳，小青龙汤主之。第十。八味，加减法附。

伤寒心下有水气，咳而微喘，小青龙汤主之。第十一。用前第十方。

太阳病，外证未解，脉浮弱者，当以汗解，宜桂枝汤。第十二。五味。

太阳病，下之微喘者，表未解，桂枝加厚朴杏子汤主之。第十三。七味。

太阳病，外证未解，不可下也，下之为逆，解外宜桂枝汤。第十四。

用前第十二方。

太阳病，先发汗不解，复下之，脉浮者，当解外，宜桂枝汤。第十五。用前第十二方。

太阳病，脉浮紧无汗，发热身疼痛，八九日不解，表证在，发汗已，发烦，必衄，麻黄汤主之。第十六。用前第五方，下有太阳病，并二阳并病四证。

脉浮者，病在表，可发汗，宜麻黄汤。第十七。用前第五方。一法用桂枝汤。

脉浮数者，可发汗，宜麻黄汤。第十八。用前第五方。

病常自汗出，荣卫不和也，发汗则愈，宜桂枝汤。第十九。用前第十二方。

病人藏无他病，时自汗出，卫气不和也，宜桂枝汤。第二十。用前第十二方。

伤寒脉浮紧，不发汗，因衄，麻黄汤主之。第二十一。用前第五方。

伤寒不大便，六七日，头痛，有热，与承气汤。小便清者，知不在里，当发汗，宜桂枝汤。第二十二。用前第十二方。

伤寒发汗解半日许，复热烦，脉浮数者，可更发汗，宜桂枝汤。第二十三。用前第十二方。下别有三病证。

下之后，复发汗，昼日烦躁不得眠，夜而安静，不呕不渴，无表证，脉沉微者，干姜附子汤主之。第二十四。二味。

发汗后，身疼痛，脉沉迟者，桂枝加芍药生姜各一两，人参三两新加汤主之。第二十五。六味。

发汗后，不可行桂枝汤。汗出而喘，无大热者，可与麻黄杏子甘草石膏汤。第二十六。四味。

发汗过多，其人叉手自冒心，心悸欲得按者，桂枝甘草汤主之。第二十七。二味。

发汗后，脐下悸，欲作奔豚，茯苓桂枝甘草大枣汤主之。第二十八。四味。下有作甘烂水法。

发汗后，腹胀满者，厚朴生姜半夏甘草人参汤主之。第二十九。五味。

伤寒吐下后，心下逆满，气上冲胸，头眩，脉沉紧者，茯苓桂枝白术甘草汤主之。第三十。四味。

发汗病不解，反恶寒者，虚故也，芍药甘草附子汤主之。第三十一。三味。

发汗若下之，不解，烦躁者，茯苓四逆汤主之。第三十二。五味。

発汗后，恶寒，虚故也；不恶寒，但热者，实也，与调胃承气汤。第三十三。三味。

太阳病，发汗后，大汗出，胃中干燥，不能眠，欲饮水，小便不利者，五苓散主之。第三十四。五味，即猪苓散是。

发汗已，脉浮数，烦渴者，五苓散主之。第三十五。用前第三十四方。

伤寒汗出而渴者，五苓散；不渴者，茯苓甘草汤主之。第三十六。四味。

中风发热，六七日不解而烦，有表里证，渴欲饮水，水入则吐，名曰水逆，五苓散主之。第三十七。用前第三十四方。下别有三病证。

发汗吐下后，虚烦不得眠，心中懊憹，栀子豉汤主之。若少气者，栀子甘草豉汤主之。若呕者，栀子生姜豉汤主之。第三十八。栀子豉汤二味。栀子甘草豉汤、栀子生姜豉汤，并三味。

发汗，若下之，烦热，胸中窒者，栀子豉汤主之。第三十九。用上初方。

伤寒五六日，大下之，身热不去，心中结痛者，栀子豉汤主之。第四十。用上初方。

伤寒下后，心烦腹满，卧起不安者，栀子厚朴汤主之。第四十一。三味。

伤寒，医以丸药下之，身热不去，微烦者，栀子干姜汤主之。第四十二。二味。下有不可与栀子汤一证。

太阳病，发汗不解，仍发热，心下悸，头眩，身瞤，真武汤主之。第四十三。五味。下有不可汗五证。

汗家重发汗、必恍惚心乱，禹余粮丸主之。第四十四。方本阙。下有吐蚘、先汗下二证。

伤寒，医下之，清谷不止，身疼痛，急当救里。后身疼痛，清便自调，急当救表。救里宜四逆汤，救表宜桂枝汤。第四十五。桂枝汤用前第十二方。四逆汤三味。

太阳病未解，脉阴阳俱停，阴脉微者，下之解，宜调胃承气汤。第四十六。用前第三十三方。一云，用大柴胡汤。前有太阳病一证。

太阳病，发热汗出，荣弱卫强，故使汗出。欲救邪风，宜桂枝汤。第四十七。用前第十二方。

伤寒五六日，中风，往来寒热，胸胁满，不欲食，心烦喜呕者，小柴胡汤主之。第四十八。再见柴胡汤，加减法附。

血弱气尽，腠理开，邪气因入，与正气相争，往来寒热，休作有时，小柴胡汤主之。第四十九。用前方。渴者属阳明证附。下有柴胡不中与一证。

伤寒四五日，身热恶风，项强，胁下满，手足温而渴者，小柴胡汤主

附《伤寒论》子目

168

之。第五十。用前方。

伤寒阳脉濇，阴脉弦，法当腹中急痛，先与小建中汤。不差者，小柴胡汤主之。第五十一。用前方。小建中汤六味。下有呕家不可用建中汤，并服小柴胡一证。

伤寒二三日，心中悸而烦者，小建中汤主之。第五十二。用前第五十一方。

太阳病，过经十余日，反二三下之，后四五日，柴胡证仍在，微烦者，大柴胡汤主之。第五十三。加大黄，八味。

伤寒十三日不解，胸胁满而呕，日晡发潮热，柴胡加芒硝汤主之。第五十四。八味。

伤寒十三日，过经谵语者，调胃承气汤主之。第五十五。用前第三十二方。

太阳病不解，热结膀胱，其人如狂，宜桃核承气汤。第五十六。五味。

伤寒八九日，下之，胸满烦惊，小便不利，谵语，身重者，柴胡加龙骨牡蛎汤主之。第五十七。十二味。

伤寒腹满谵语，寸口脉浮而紧，此肝乘脾也，名曰纵，刺期门。第五十八。

伤寒发热，啬啬恶寒，大渴，欲饮水，其腹必满，自汗出，小便利，此肝乘肺也，名曰横，刺期门。第五十九。下有太阳病二证。

伤寒脉浮，医火劫之，亡阳，必惊狂，卧起不安者，桂枝去芍药加蜀漆牡蛎龙骨救逆汤主之。第六十。七味。下有不可火五证。

烧针被寒，针处核起，必发奔豚气，桂枝加桂汤主之。第六十一。五味。

火逆下之，因烧针烦躁者，桂枝甘草龙骨牡蛎汤主之。第六十二。四味。下有太阳四证。

太阳病，过经十余日，温温欲吐，胸中痛，大便微溏，与调胃承气汤。第六十三。用前第三十三方。

太阳病，六七日，表证在，脉微沉，不结胸，其人发狂，以热在下焦，少腹满，小便自利者，下血乃愈，抵当汤主之。第六十四。四味。

太阳病，身黄，脉沉结，少腹鞕，小便自利，其人如狂者，血证谛也，抵当汤主之。第六十五。用前方。

伤寒有热，少腹满，应小便不利，今反利者，有血也，当下之，宜抵当丸。第六十六。四味。下有太阳病一证。

辨太阳病脉证并治下第七

合三十九法。方三十首。并见太阳少阳合病法。

附《伤寒论》子目

结胸，项强，如柔痉状，下则和，宜大陷胸丸。第一。六味。前后有结胸藏结病六证。

太阳病，心中懊憹，阳气内陷，心下鞕，大陷胸汤主之。第二。三味。

伤寒六七日，结胸热实，脉沉紧，心下痛，大陷胸汤主之。第三。用前第二方。

伤寒十余日，热结在里，往来寒热者，与大柴胡汤。第四。八味。水结附。

太阳病，重发汗，复下之，不大便五六日，舌燥而渴，潮热，从心下至少腹满痛，不可近者，大陷胸汤主之。第五。用前第二方。

小结胸病，正在心下，按之痛，脉浮滑者，小陷胸汤主之。第六。三味。下有太阳病二证。

病在阳，应以汗解，反以水潠，热不得去，益烦不渴，服文蛤散，不差，与五苓散。寒实结胸，无热证者，与三物小陷胸汤，白散亦可服。第七。文蛤散一味。五苓散五味。小陷胸汤用前第六方。白散三味。

太阳少阳并病，头痛，眩冒，心下痞者，刺肺俞、肝俞，不可发汗，发汗则谵语，谵语不止，当刺期门。第八。

妇人中风，经水适来，热除脉迟，胁下满，谵语，当刺期门。第九。

妇人中风，七八日，寒热，经水适断，血结如疟状，小柴胡汤主之。第十。七味。

妇人伤寒，经水适来，谵语，无犯胃气，及上二焦，自愈。第十一。

伤寒六七日，发热，微恶寒，支节疼，微呕，心下支结，柴胡桂枝汤主之。第十二。九味。

伤寒五六日，已发汗，复下之，胸胁满，小便不利，渴而不呕，头汗出，往来寒热，心烦，柴胡桂枝干姜汤主之。第十三。七味。

伤寒五六日，头汗出，微恶寒，手足冷，心下满，不欲食，大便鞕，脉细者，为阳微结，非少阴也，可与小柴胡汤。第十四。用前第十方。

伤寒五六日，呕而发热，以他药下之，柴胡证仍在，可与柴胡汤，蒸蒸而振，却发热汗出解。心满痛者，为结胸。但满而不痛为痞，宜半夏泻心汤。第十五。七味。下有太阳并病并气痞二证。

太阳中风，下利呕逆，表解，乃可攻之，十枣汤主之。第十六。三味。下有太阳一证。

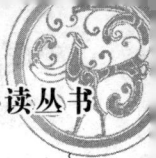

心下痞，按之濡者，大黄黄连泻心汤主之。第十七。二味。

心下痞，而复恶寒汗出者，附子泻心汤主之。第十八。四味。

心下痞，与泻心汤，不解者，五苓散主之。第十九。用前第七证方。

伤寒汗解后，胃中不和，心下痞，生姜泻心汤主之。第二十。八味。

伤寒中风，反下之，心下痞，医复下之，痞益甚，甘草泻心汤主之。第二十一。六味。

伤寒服药，利不止，心下痞，与理中，利益甚，宜赤石脂禹余粮汤。第二十二。二味。下有痞一证。

伤寒发汗，若吐下，心下痞，噫不除者，旋覆代赭汤主之。第二十三。七味。

下后，不可更行桂枝汤，汗出而喘，无大热者，可与麻黄杏子甘草石膏汤。第二十四。四味。

太阳病，外未除，数下之，遂协热而利，桂枝人参汤主之。第二十五。五味。

伤寒大下后，复发汗，心下痞，恶寒者，不可攻痞，先解表，表解乃可攻痞。解表宜桂枝汤，攻痞宜大黄黄连泻心汤。第二十六。泻心汤用前第十七方。

伤寒发热，汗出不解，心中痞，呕吐下利者，大柴胡汤主之。第二十七。用前第四方。

病如桂枝证，头不痛，项不强，寸脉浮，胸中痞，气上冲不得息，当吐之，宜瓜蒂散。第二十八。三味。下有不可与瓜蒂散证。

病胁下素有痞，连脐痛，引少腹者，此名藏结。第二十九。

伤寒，若吐下后，不解，热结在里，恶风，大渴，白虎加人参汤主之。第三十。五味。下有不可与白虎证。

伤寒无大热，口燥渴，背微寒者，白虎加人参汤主之。第三十一。用前方。

伤寒脉浮，发热无汗，表未解，不可与白虎汤。渴者，白虎加人参汤主之。第三十二。用前第三十方。

太阳少阳并病，心下鞕，颈项强而眩者，刺大椎、肺俞、肝俞，慎勿下之。第三十三。

太阳少阳合病，自下利，黄芩汤；若呕，黄芩加半夏生姜汤主之。第三十四。黄芩汤四味，加半夏生姜汤六味。

伤寒胸中有热，胃中有邪气，腹中痛，欲呕者，黄连汤主之。第三十五。七味。

伤寒八九日，风温相抟，身疼烦，不能转侧，不呕、不渴，脉浮虚而涩者，桂枝附子汤主之。大便鞕，一云脐下心下硬。小便自利者，去桂加白术汤主之。第三十六。桂附汤加术汤并五味。

风湿相抟，骨节疼烦，掣痛不得屈伸，汗出短气，小便不利，恶风，或身微肿者，甘草附子汤主之。第三十七。四味。

伤寒脉浮滑，此表有热，里有寒，白虎汤主之。第三十八。四味。

伤寒脉结代，心动悸，炙甘草汤主之。第三十九。九味。

辨阳明病脉证并治第八

合四十四法，方一十首，一方附，并见阳明少阳合病法。

阳明病，不吐不下，心烦者，可与调胃承气汤。第一。三味，前有阳明病二十七证。

阳明病，脉迟，汗出不恶寒，身重短气，腹满潮热，大便鞕，大承气汤主之。若腹大满不通者，与小承气汤。第二。大承气四味，小承气三味。

阳明病，潮热，大便微鞕者，可与大承气汤。若不大便六七日，恐有燥屎，与小承气汤。若不转失气，不可攻之。后发热复鞕者，小承气汤和之。第三。用前第一方，下有二病证。

伤寒若吐下不解，至十余日，潮热，不恶寒，如见鬼状，微喘直视，大承气汤主之。第四。用前第二方。

阳明病，多汗，胃中燥，大便鞕，谵语，小承气汤主之。第五。用前第二方。

阳明病，谵语，潮热，脉滑疾者，小承气汤主之。第六。用前第二方。

阳明病，谵语，潮热，不能食，胃中有燥屎，宜大承气汤下之。第七。用前第二方。下有阳明病一证。

汗出谵语，有燥屎在胃中，过经乃可下之，宜大承气汤。第八。用前第二方，下有伤寒病一证。

三阳合病，腹满身重，谵语遗尿，白虎汤主之。第九。四味。

二阳并病，太阳证罢，潮热汗出，大便难，谵语者，宜大承气汤。第十。用前第二方。

阳明病，脉浮紧，咽燥口苦，腹满而喘，发热汗出，恶热身重。若下之，则胃中空虚，客气动膈，心中懊侬，舌上胎者，栀子豉汤主之。第十一。二味。

若渴欲饮水，舌燥者，白虎加人参汤主之。第十二。五味。

若脉浮发热，渴欲饮水，小便不利者，猪苓汤主之。第十三。五味。下有不可与猪苓汤一证。

脉浮迟，表热里寒，下利清谷者，四逆汤主之。第十四。三味。下有二病证。

阳明病，下之，外有热，手足温，不结胸，心中懊侬，不能食，但头汗出，栀子豉汤主之。第十五。用前第十一方。

阳明病，发潮热，大便溏，胸满不去者，与小柴胡汤。第十六。七味。

阳明病，胁下满，不大便而呕，舌上胎者，与小柴胡汤。第十七。用上方。

阳明中风，脉弦浮大，短气腹满，胁下及心痛，鼻干不得汗，嗜卧，身黄，小便难，潮热而哕，与小柴胡汤。第十八。用上方。

脉但浮，无余证者，与麻黄汤。第十九。四味。

阳明病，自汗出，若发汗，小便利，津液内竭，虽鞕，不可攻之。须自大便，蜜煎导而通之，若土瓜根，猪胆汁。第二十。一味猪胆方附。二味。

阳明病，脉迟，汗出多，微恶寒，表未解，宜桂枝汤。第二十一。五味。

阳明病，脉浮，无汗而喘，发汗则愈，宜麻黄汤。第二十二。用前第十九方。

阳明病，但头汗出，小便不利，身必发黄，茵陈蒿汤主之。第二十三。三味。

阳明证，喜忘，必有蓄血，大便黑，宜抵当汤下之。第二十四。四味。

阳明病，下之，心中懊侬而烦，胃中有燥屎者，宜大承气汤。第二十五。用前第二方。下有一病证。

病人烦热，汗出解，如疟状，日晡发热。脉实者，宜大承气汤；脉浮虚者，宜桂枝汤。第二十六。大承气汤，用前第二方。桂枝汤，用前第二十一方。

大下后，六七日不大便，烦不解，腹满痛，本有宿食，宜大承气汤。第二十七。用前第二方。

病人小便不利，大便乍难乍易，时有微热，宜大承气汤。第二十八。用前第二方。

食谷欲呕，属阳明也，吴茱萸汤主之。第二十九。四味。

太阳病，发热，汗出恶寒，不呕，心下痞，此以医下之也。如不下，不恶寒而渴，属阳明，但以法救之，宜五苓散。第三十。五味。下有二病证。

趺阳脉浮而涩，小便数，大便鞭，其脾为约，麻子仁丸主之。第三十一。六味。

太阳病三日，发汗不解，蒸蒸热者，调胃承气汤主之。第三十二。用前第一方。

伤寒吐后，腹胀满者，与调胃承气汤。第三十三。用前第一方。

太阳病，若吐下发汗后，微烦，大便鞭，与小承气汤和之。第三十四。用前第二方。

得病二三日，脉弱，无太阳柴胡证，烦躁，心下鞭，小便利，屎定鞭，宜大承气汤。第三十五。用前第二方。

伤寒六七日，目中不了了，睛不和，无表里证，大便难，宜大承气汤。第三十六。用前第二方。

阳明病，发热汗多者，急下之，宜大承气汤。第三十七。用前第二方。

发汗不解，腹满痛者，急下之，宜大承气汤。第三十八。用前第二方。

腹满不减，减不足言，当下之，宜大承气汤。第三十九。用前第二方。

阳明少阳合病，必下利脉滑而数，有宿食也，当下之，宜大承气汤。第四十。用前第二方。

病人无表里证，发热七八日，脉数，可下之。假令已下，不大便者，有瘀血，宜抵当汤。第四十一。用前第二十四方，下有二病证。

伤寒七八日，身黄如橘色，小便不利，茵陈蒿汤主之。第四十二。用前第二十三方。

伤寒身黄发热，栀子柏皮汤主之。第四十三。三味。

伤寒瘀热在里，身必黄，麻黄连轺赤小豆汤主之。第四十四。八味。

辨少阳病脉证并治第九

方一首，并见三阳合病法

太阳病不解，转入少阳，胁下鞭满，干呕，不能食，往来寒热，尚未吐下，脉沉紧者，与小柴胡汤。第一。七味。

辨太阴病脉证并治第十

合三法，方三首。

太阴病，脉浮，可发汗，宜桂枝汤。第一。五味。前有太阴病三证。

自利不渴者，属太阴，以其脏寒故也，宜服四逆辈。第二。下有利自止一证。

本太阳病，反下之，因腹满痛，属太阴，桂枝加芍药汤主之；大实痛者，桂枝加大黄汤主之。第三。桂枝加芍药汤，五味。加大黄汤，六味。减大黄、芍药法附。

辨少阴病脉证并治第十一

合二十三法，方一十九首。

少阴病，始得之，发热脉沉者，麻黄细辛附子汤主之。第一。三味，前有少阴病二十证。

少阴病，二三日，麻黄附子甘草汤微发汗。第二。三味。

少阴病，二三日以上，心烦不得卧，黄连阿胶汤主之。第三。五味。

少阴病，一二日口中和，其背恶寒，附子汤主之。第四。五味。

少阴病，身体痛，手足寒，骨节痛，脉沉者，附子汤主之。第五。用前第四方。

少阴病，下利便脓血者，桃花汤主之。第六。三味。

少阴病，二三日至四五日，腹痛，小便不利，便脓血者，桃花汤主之。第七。用前第六方，下有少阴病一证。

少阴病，吐利，手足逆冷，烦躁欲死者，吴茱萸汤主之。第八。四味。

少阴病，下利咽痛，胸满心烦者，猪肤汤主之。第九。三味。

少阴病，二三日，咽痛，与甘草汤；不差，与桔梗汤。第十。甘草汤一味，桔梗汤二味。

少阴病，咽中生疮，不能语言，声不出者，苦酒汤主之。第十一。三味。

少阴病，咽痛，半夏散及汤主之。第十二。三味。

少阴病，下利，白通汤主之。第十三。三味。

少阴病，下利，脉微，与白通汤；利不止，厥逆无脉，干呕者，白通加猪胆汁汤主之。第十四。白通汤用前第十三方，加猪胆汁汤，五味。

少阴病，至四五日，腹痛，小便不利，四肢沉重疼痛，自下利，真武汤主之。第十五。五味，加减法附。

少阴病，下利清谷，里寒外热，手足厥逆，脉微欲绝，恶寒，或利止，脉不出，通脉四逆汤主之。第十六。三味，加减法附。

少阴病，四逆，或咳，或悸，四逆散主之。第十七。四味，加减法附。

少阴病，下利六七日，咳而呕，渴烦不得眠，猪苓汤主之。第十八。五味。

少阴病，二三日，口燥咽干者，宜大承气汤，第十九。四味。

少阴病，自利清水，心下痛，口干者，宜大承气汤。第二十。用前第十九方。

175

少阴病，六七日，腹满不大便，宜大承气汤。第二十一。用前第十九方。

少阴病，脉沉者，急温之，宜四逆汤。第二十二。三味。

少阴病，食入则吐，心中温温欲吐，手足寒，脉弦迟，当温之，宜四逆汤。第二十三。用前第二十二方，下有少阴病一证。

辨厥阴病脉证并治第十二

厥利呕哕附。合一十九法，方一十六首。

伤寒病，蛔厥，静而时烦，为脏寒。蛔上入膈，故烦。得食而呕吐蛔者，乌梅丸主之。第一。十味。前后有厥阴病四证，哕逆一十九证。

伤寒，脉滑而厥，里有热，白虎汤主之。第二。四味。

手足厥寒，脉细欲绝者，当归四逆汤主之。第三。七味。

若内有寒者，宜当归四逆加吴茱萸生姜汤。第四。九味。

大汗出，热不去，内拘急，四肢疼，下利厥逆，恶寒者，四逆汤主之。第五。三味。

大汗，若大下利而厥冷者，四逆汤主之。第六。用前第五方。

病人手足厥冷，脉乍紧，心下满而烦，宜瓜蒂散。第七。三味。

伤寒厥而心下悸，宜先治水，当服茯苓甘草汤。第八。四味。

伤寒六七日，大下后，寸脉沉迟，手足厥逆，麻黄升麻汤主之。第九。十四味。下有欲自利一证。

伤寒本自寒下，医复吐下之，若食入口即吐，干姜黄芩黄连人参汤主之。第十。四味。下有下利一十病证。

下利清谷，里寒外热，汗出而厥者，通脉四逆汤主之。第十一。三味。

热利下重者，白头翁汤主之。第十二。四味。

下利腹胀满，身疼痛者，先温里，乃攻表。温里宜四逆汤，攻表宜桂枝汤。第十三。四逆汤用前第五方。桂枝汤五味。

下利欲饮水者，以有热也，白头翁汤主之。第十四。用前第十二方。

下利谵语者，有燥屎也，宜小承气汤。第十五。三味。

下利后更烦，按之心下濡者，虚烦也，宜栀子豉汤。第十六。二味。

呕而脉弱，小便利，身有微热，见厥者难治，四逆汤主之。第十七。用前第五方。前有呕脓一证。

干呕，吐涎沫，头痛者，吴茱萸汤主之。第十八。四味。

呕而发热者，小柴胡汤主之。第十九。七味，下有哕二证。

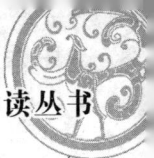

辨霍乱病脉证并治第十三

合六法，方六首。

恶寒脉微而利，利止者，亡血也，四逆加人参汤主之。第一。四味，前有吐利三证。

霍乱，头痛，发热，身疼，热多饮水者，五苓散主之。寒多不用水者，理中丸主之。第二。五苓散，五味。理中丸，四味。作加减法附。

吐利止，身痛不休，宜桂枝汤，小和之。第三。五味。

吐利汗出，发热恶寒，四肢拘急，手足厥冷者，四逆汤主之。第四。三味。

吐利，小便利，大汗出，下利清谷，内寒外热，脉微欲绝，四逆汤主之。第五。用前第四方。

吐已下断，汗出而厥，四肢不解，脉微绝，通脉四逆加猪胆汤主之。第六。四味。下有不胜谷气一证。

辨阴阳易差后劳复病脉证并治第十四

合六法，方六首。

伤寒阴易病，身重，少腹里急，热上冲胸，头重不欲举，眼中生花，烧裈散主之。第一。一味。

大病差后劳复者，枳实栀子汤主之。第二。三味。下有宿食，加大黄法附。

伤寒差以后，更发热，小柴胡汤主之。第三。七味。

大病差后，从腰以下有水气者，牡蛎泽泻散主之。第四。七味。

大病差后，喜唾，久不了了，胸上有寒，当以丸药温之，宜理中丸。第五。四味。

伤寒解后，虚羸少气，气逆欲吐，竹叶石膏汤主之。第六。七味。下有病新差一证。

辨不可发汗病脉证并治第十五

一法，方本阙。

汗家不可发汗，发汗必恍惚心乱，小便已，阴疼，宜禹余粮丸。第一。方本阙，前后有二十九病证。

辨可发汗病脉证并治第十六

合四十一法，方一十四首。

太阳病，外证未解，脉浮弱，当以汗解，宜桂枝汤。第一。五味，前有四法。

脉浮而数者，可发汗，属桂枝汤证。第二。用前第一方。一法用麻黄汤。

阳明病，脉迟，汗出多，微恶寒，表未解也，属桂枝汤证。第三。用前第一方。下有可汗二证。

病人烦热，汗出解，又如疟状，脉浮虚者，当发汗，属桂枝汤证。第四。用前第一方。

病常自汗出，此荣卫不和也，发汗则愈，属桂枝汤证。第五。用前第一方。

病人脏无他病，时发热汗出，此卫气不和也，先其时发汗则愈，属桂枝汤证。第六。用前第一方。

脉浮紧，浮为风，紧为寒，风伤卫，寒伤荣，荣卫俱病，骨节烦疼，可发汗，宜麻黄汤。第七。四味。

太阳病不解，热结膀胱，其人如狂，血自下，愈。外未解者，属桂枝汤证。第八。用前第一方。

太阳病，下之微喘者，表未解，宜桂枝加厚朴杏子汤。第九。七味。

伤寒脉浮紧，不发汗，因衄者，属麻黄汤证。第十。用前第七方。

阳明病，脉浮无汗而喘者，发汗愈，属麻黄汤证。第十一。用前第七方。

太阴病，脉浮者，可发汗，属桂枝汤证。第十二。用前第一方。

太阳病，脉浮紧，无汗，发热身疼痛，八九日表证在，当发汗，属麻黄汤证。第十三。用前第七方。

脉浮者，病在表，可发汗，属麻黄汤证。第十四。用前第七方。一法用桂枝汤。

伤寒不大便六七日，头痛有热者，与承气汤。其小便清者，知不在里，续在表，属桂枝汤证。第十五。用前第一方。

下利，腹胀满，身疼痛者，先温里，乃攻表，温里宜四逆汤，攻表宜桂枝汤。第十六。四逆汤三味。桂枝汤用前第一方。

下利后，身疼痛，清便自调者，急当救表，宜桂枝汤。第十七。用前第一方。

太阳病，头痛发热，汗出，恶风寒者，属桂枝汤证。第十八。用前第一方。

太阳中风，阳浮阴弱，发热汗出，恶寒恶风，鼻鸣干呕者，属桂枝汤证。第十九。用前第一方。

太阳病，发热汗出，此为荣弱卫强，属桂枝汤证。第二十。用前第一方。

178

太阳病下之，气上冲者，属桂枝汤证。第二十一。用前第一方。

太阳病，服桂枝汤反烦者，先刺风池、风府，却与桂枝汤愈。第二十二。用前第一方。

烧针被寒，针处核起者，必发奔豚气，与桂枝加桂汤。第二十三。五味。

太阳病，项背强几几，汗出恶风者，宜桂枝加葛根汤。第二十四。七味。注见第二卷中。

太阳病，项背强几几，无汗恶风者，属葛根汤证。第二十五。用前方。

太阳阳明合病，自利，属葛根汤证。第二十六。用前方。一云，用后第二十八方。

太阳阳明合病，不利，但呕者，属葛根加半夏汤。第二十七。八味。

太阳病，桂枝证，反下之，利遂不止，脉促者，表未解也，喘而汗出，属葛根黄芩黄连汤。第二十八。四味。

太阳病，头痛发热，身疼，恶风无汗，属麻黄汤证。第二十九。用前第七方。

太阳阳明合病，喘而胸满者，不可下，属麻黄汤证。第三十。用前第七方。

太阳中风，脉浮紧，发热恶寒，身痛不汗而烦躁者，大青龙汤主之。第三十一。七味。下有一病证。

阳明中风，脉弦浮大，短气，腹满，胁下及心痛，鼻干不得汗，嗜卧，身黄，小便难，潮热，外不解，过十日，脉浮者，与小柴胡汤。脉但浮，无余证者，与麻黄汤。第三十二。小柴胡汤七味。麻黄汤用前第七方。

太阳病，十日以去，脉浮细嗜卧者，外解也；设胸满胁痛者，与小柴胡汤；脉但浮，与麻黄汤。第三十三。并用前方。

伤寒脉浮缓，身不疼但重，乍有轻时，无少阴证，可与大青龙汤发之。第三十四。用前第三十一方。

伤寒表不解，心下有水气，干呕发热而咳，或渴，或利，或噎，或小便不利，或喘，小青龙汤主之。第三十五。八味。加减法附。

伤寒心下有水气，咳而微喘，发热不渴，属小青龙汤证。第三十六。用前方。

伤寒五六日中风，往来寒热，胸胁苦满，不欲饮食，心烦喜呕者，属小柴胡汤证。第三十七。用前第三十二方。

伤寒四五日，身热恶风，颈项强，胁下满，手足温而渴，属小柴胡汤证。第三十八。用前第三十二方。

伤寒六七日，发热，微恶寒，支节烦疼，微呕，心下支结，外证未去者，柴胡桂枝汤主之。第三十九。九味。

少阴病，得之二三日，麻黄附子甘草汤，微发汗。第四十。三味。

脉浮，小便不利，微热消渴者，与五苓散。第四十一。五味。

辨发汗后病脉证并治第十七

合二十五法，方二十四首。

太阳病，发汗遂漏不止，恶风，小便难，四肢急，难以屈伸者，属桂枝加附子汤。第一。六味。前有八病证。

太阳病，服桂枝汤，烦不解，先刺风池风府，却与桂枝汤。第二。五味。

服桂枝汤，汗出，脉洪大者，与桂枝汤。若形似疟，一日再发者，属桂枝二麻黄一汤。第三。七味。

服桂枝汤，汗出后，烦渴不解，脉洪大者，属白虎加人参汤。第四。五味。

伤寒，脉浮，自汗出，小便数，心烦，恶寒，脚挛急，与桂枝攻表，得之便厥，咽干，烦躁吐逆，作甘草干姜汤；厥愈，更作芍药甘草汤，其脚即伸。若胃气不和，与调胃承气。若重发汗，加烧针者，与四逆汤。第五。甘草干姜汤，芍药甘草汤，并二味。调胃承气汤，四逆汤，并三味。

太阳病，脉浮紧，无汗发热，身疼，八九日不解，服汤已，发烦必衄，宜麻黄汤。第六。四味。

伤寒发汗已解，半日复烦，脉浮数者，属桂枝汤证。第七。用前第二方。

发汗后，身疼，脉沉迟者，属桂枝加芍药生姜各一两人参三两新加汤。第八。六味。

发汗后，不可行桂枝汤，汗出而喘，无大热者，可与麻黄杏子甘草石膏汤。第九。四味。

发汗过多，其人叉手自冒心，心下悸，欲得按者，属桂枝甘草汤。第十。二味。

发汗后，脐下悸，欲作奔豚，属茯苓桂枝甘草大枣汤。第十一。四味。甘烂水法附。

发汗后，腹胀满者，属厚朴生姜半夏甘草人参汤。第十二。五味。

发汗，病不解，反恶寒者，虚也，属芍药甘草附子汤。第十三。三味。

发汗后，不恶寒，但热者，实也，当和胃气，属调胃承气汤证。第十四。用前第五方。

太阳病，发汗后，大汗出，胃中干，烦躁，不得眠。若脉浮，小便不利，渴者，属五苓散。第十五。五味。

发汗已，脉浮数，烦渴者，属五苓散证。第十六。用前第十五方。

伤寒汗出而渴者，宜五苓散，不渴者，属茯苓甘草汤。第十七。四味。

太阳病，发汗不解，发热，心悸，头眩身瞤动，欲擗一作僻地者，属真武汤。第十八。五味。

伤寒汗出，解之后，胃中不和，心下痞，干噫，腹中雷鸣下利者，属生姜泻心汤。第十九。八味。

伤寒汗出不解，心中痞，呕吐下利者，属大柴胡汤。第二十。八味。

阳明病，自汗，若发其汗，小便自利，虽鞕不可攻，须自欲大便，宜蜜煎，若土瓜根，猪胆汁为导。第二十一。蜜煎一味，猪胆方二味。

太阳病三日，发汗不解，蒸蒸发热者，属调胃承气汤证。第二十二。用前第五方。

大汗出，热不去，内拘急，四肢疼，又下利厥逆恶寒者，属四逆汤证。第二十三。用前方第五方。

发汗后不解，腹满痛者，急下之，宜大承气汤。第二十四。四味。

发汗多，亡阳谵语者，不可下，与柴胡桂枝汤和其荣卫，后自愈。第二十五。九味。

辨不可下病脉证并治第二十
合四法，方六首

阳明病，潮热，大便微鞕，与大承气汤。若不大便六七日，恐有燥屎，与小承气汤和之。第一。大承气四味，小承气三味。前有四十病证。

伤寒中风，反下之，心下痞，医复下之，痞益甚，属甘草泻心汤。第二。六味。

下利脉大者，虚也，以强下之也。设脉浮革肠鸣者，属当归四逆汤。第三。七味。下有阳明病二证。

阳明病，汗自出，若发汗，小便利，津液内竭，虽鞕不可攻，须自大便，宜蜜煎，若土瓜根，猪胆汁导之。第四。蜜煎一味，猪胆汁二味。

辨可下病脉证并治第二十一
合四十四法，方一十一首。

阳明病，汗多者，急下之，宜大柴胡汤。第一。加大黄八味。一法用小承气汤。前别有二法。

少阴病，得之二三日，口燥咽干者，急下之，宜大承气汤。第二。四味。

少阴病，六七日腹满不大便者，急下之，宜大承气汤。第三。用前第二方。

少阴病，下利清水，心下痛，口干者，可下之，宜大柴胡、大承气汤。第四。大柴胡汤用前第一方，大承气汤用前第二方。

下利，三部脉平，心下鞕者，急下之，宜大承气汤。第五。用前第二方。

下利，脉迟滑者，内实也。利未止，当下之，宜大承气汤。第六。用前第二方。

阳明少阳合病，下利，脉不负者，顺也。脉滑数者，有宿食，当下之，宜大承气汤。第七。用前第二方。

寸脉浮大反涩，尺中微而涩，故知有宿食。当下之，宜大承气汤。第八。用前第二方。

下利，不欲食者，以有宿食，当下之，宜大承气汤。第九。用前第二方。

下利，差，至其年月日时复发者，以病不尽，当下之，宜大承气汤。第十。用前第二方。

病腹中满痛，此为实，当下之，宜大承气、大柴胡汤。第十一。大承气用前第二方。大柴胡用前第一方。

下利，脉反滑，当有所去，下乃愈，宜大承气汤。第十二。用前第二方。

腹满不减，减不足言，当下之，宜大柴胡、大承气汤。第十三。大柴胡用前第一方。大承气用前第二方。

伤寒后，脉沉。沉者，内实也，下之解，宜大柴胡汤。第十四。用前第一方。

伤寒六七日，目中不了了，睛不和，无表里证。大便难，身微热者，实也，急下之。宜大承气汤、大柴胡汤。第十五。大柴胡用前第一方，大承气用前第二方。

太阳病未解，脉阴阳俱停，先振栗汗出而解。阴脉微者，下之解，宜大柴胡汤。第十六。用前第一方。一法，用调胃承气汤。

脉双弦而迟者，心下鞕，脉大而紧者，阳中有阴也，可下之，宜大承气汤。第十七。用前第二方。

结胸者，项亦强，如柔痓状，下之和。第十八。结胸门用大陷胸丸。

病人无表里证，发热七八日，虽脉浮数者，可下之，宜大柴胡汤。第十九。用前第一方。

太阳病，表证仍在，脉微而沉，不结胸，发狂，少腹满，小便利，下血愈，宜下之，以抵当汤。第二十。四味。

太阳病，身黄脉沉结，少腹鞕，小便自利，其人如狂，血证谛，属抵

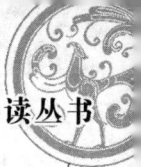

当汤证。第二十一。用前第二十方。

伤寒有热，少腹满，应小便不利，今反利，为有血。当下之，宜抵当丸。第二十二。四味。

阳明病，但头汗出，小便不利，身必发黄。宜下之，茵陈蒿汤。第二十三。三味。

阳明证，其人喜忘，必有蓄血，大便色黑，宜抵当汤下之，第二十四。用前第二十方。

汗出谵语，以有燥屎，过经可下之，宜大柴胡、大承气汤。第二十五。大柴胡用前第一方、大承气用前第二方。

病人烦热，汗出，如疟状，日晡发热，脉实者，可下之，宜大柴胡、大承气汤。第二十六。大柴胡用前第一方、大承气用前第二方。

阳明病，谵语，潮热，不能食，胃中有燥屎。若能食，但鞕耳，属大承气汤证。第二十七。用前第二方。

下利谵语者，有燥屎也，属小承气汤。第二十八。三味。

得病二三日，脉弱，无太阳柴胡证，烦躁，心下痞。小便利，屎定鞕，宜大承气汤。第二十九。用前第二方，一云大柴胡汤。

太阳中风，下利呕逆，表解，乃可攻之。属十枣汤。第三十。二味。

太阳病不解，热结膀胱，其人如狂，宜桃核承气汤。第三十一。五味。

伤寒七八日，身黄如橘子色，小便不利，腹微满者，属茵陈蒿汤证。第三十二。用前第二十三方。

伤寒发热，汗出不解，心中痞鞕，呕吐下利者，属大柴胡汤证。第三十三。用前第一方。

伤寒十余日，热结在里，往来寒热者，属大柴胡汤证。第三十四。用前第一方。

但结胸，无大热，水结在胸胁也，头微汗出者，属大陷胸汤。第三十五。三味。

伤寒六七日，结胸热实，脉沉紧，心下痛者，属大陷胸汤证。第三十六。用前第三十五方。

阳明病，多汗，津液外出，胃中燥，大便必鞕，谵语，属小承气汤证。第三十七。用前第二十八方。

阳明病不吐下，心烦者，属调胃承气汤。第三十八。三味。

阳明病脉迟，虽汗出不恶寒，身必重，腹满而喘，有潮热，大便鞕，大承气汤主之；若汗出多，微发热恶寒，桂枝汤主之。热不潮，腹大满不通，与小承气汤。第三十九。大承气汤用前第二方，小承气汤用前第二十八方，

183

桂枝汤五味。

阳明病，潮热，大便微鞕，与大承气汤。若不大便六七日，恐有燥屎，与小承气汤。若不转气，不可攻之。后发热，大便复鞕者，宜以小承气和之。第四十。并用前方。

阳明病，谵语，潮热，脉滑疾者，属小承气汤证。第四十一。用前第二十八方。

二阳并病，太阳证罢，但发潮热，汗出，大便难，谵语者，下之愈，宜大承气汤。第四十二。用前第二方。

病人小便不利，大便乍难乍易，微热喘冒者，属大承气汤证。第四十三。用前第二方。

大下，六七日不大便，烦不解，腹满痛者，属大承气汤证。第四十四。用前第二方。

辨发汗吐下后病脉证并治第二十二

合四十八法，方三十九首。

太阳病，八九日，如疟状，热多寒少，不呕，清便，脉微而恶寒者，不可更发汗吐下也，以其不得小汗，身必痒，属桂枝麻黄各半汤。第一。七味。前有二十二病证。

服桂枝汤，或下之，仍头项强痛，发热，无汗，心下满痛，小便不利，属桂枝去桂加茯苓白术汤。第二。六味。

太阳病，发汗不解，而下之，脉浮者，为在外，宜桂枝汤。第三。五味。

下之后，复发汗，昼日烦躁，夜安静，不呕，不渴，无表证，脉沉微者，属干姜附子汤。第四。二味。

伤寒，若吐下后，心下逆满，气上冲胸，起则头眩，脉沉紧，发汗则身为振摇者，属茯苓桂枝白术甘草汤。第五。四味。

发汗若下之，病不解，烦躁者，属茯苓四逆汤。第六。五味。

发汗吐下后，虚烦不眠，若剧者，反覆颠倒，心中懊憹，属栀子豉汤。少气者，栀子甘草豉汤；呕者，栀子生姜豉汤。第七。栀子豉汤二味；栀子甘草豉汤、栀子生姜豉汤，并三味。

发汗下之而烦热，胸中窒者，属栀子豉汤证。第八。用上初方。

太阳病，过经十余日，心下欲吐，胸中痛，大便溏，腹满，微烦，先此时极吐下者，与调胃承气汤。第九。三味。

太阳病，重发汗，复下之，不大便五六日，舌上燥而渴，日晡潮热，心腹鞕满痛；不可近者，属大陷胸汤。第十。三味。

伤寒五六日，发汗复下之，胸胁满，微结，小便不利，渴而不呕，头汗出，寒热心烦者，属柴胡桂枝干姜汤。第十一。七味。

伤寒发汗、吐下解后，心下痞鞕，噫气不除者，属旋覆代赭汤。第十二。七味。

伤寒下之，复发汗，心下痞，恶寒，表未解也。表解乃可攻痞，解表宜桂枝汤；攻痞宜大黄黄连泻心汤。第十三。桂枝汤用前第三方；大黄泻心汤二味。

伤寒吐下后，七八日不解，热结在里，表里俱热，恶风，大渴，舌上燥而烦，欲饮水数升者，属白虎加人参汤。第十四。五味。

伤寒吐下后，不解，不大便至十余日，日晡发潮热，不恶寒，如见鬼状。剧者不识人，循衣摸床，惕而不安，微喘直视，发热谵语者，属大承气汤。第十五。四味。

三阳合病，腹满身重，口不仁，面垢，谵语遗尿。发汗则谵语，下之则额上汗，手足逆冷，自汗出者，属白虎汤。第十六。四味。

阳明病，脉浮紧，咽燥口苦，腹满而喘，发热汗出，反恶热，身重。若发汗则谵语；加温针必怵惕，烦躁不眠；若下之，心中懊憹，舌上苔者，属栀子豉汤证。第十七。用前第七方。

阳明病，下之，心中懊憹而烦，胃中有燥屎，可攻，宜大承气汤。第十八。用前第十五方。

太阳病，吐下发汗后，微烦，小便数，大便鞕者，与小承气汤和之。第十九。三味。

大汗大下而厥者，属四逆汤。第二十。三味。

太阳病，下之，气上冲者，与桂枝汤。第二十一。用前第三方。

太阳病，下之后，脉促胸满者，属桂枝去芍药汤。第二十二。四味。

若微寒者，属桂枝去芍药加附子汤。第二十三。五味。

太阳桂枝证，反下之，利不止，脉促，喘而汗出者，属葛根黄芩黄连汤。第二十四。四味。

太阳病，下之微喘者，表未解也，属桂枝加厚朴杏子汤。第二十五。七味。

伤寒，不大便六七日，头痛有热者，与承气汤。小便清者，一云大便青。知不在里，当发汗，宜桂枝汤。第二十六。用前第三方。

伤寒五六日，下之后，身热不去，心中结痛者，属栀子豉汤证。第二十七。用前第七方。

伤寒下后，心烦腹满，卧起不安，属栀子厚朴汤。第二十八。三味。

伤寒，以丸药下之，身热不去，微烦者，属栀子干姜汤。第二十九。

二味。

伤寒下之，续得下利不止。身疼痛，急当救里，后身疼痛，清便自调者，急当救表。救里宜四逆汤，救表宜桂枝汤。第三十。并用前方。

太阳病，过经十余日，二三下之，柴胡证仍在，与小柴胡。呕止小安，郁郁微烦者，可与大柴胡汤。第三十一。八味。

伤寒十三日不解，胸胁满而呕，日晡发潮热，微利。潮热者，实也，先服小柴胡汤以解外，后以柴胡加芒消汤主之。第三十二。八味。

伤寒十三日，过经谵语，有热也。若小便利，当大便鞕，而反利者，知以丸药下之也。脉和者，内实也，属调胃承气汤证。第三十三。用前第九方。

伤寒八九日，下之，胸满烦惊，小便不利，谵语，身重，不可转侧者，属柴胡加龙骨牡蛎汤。第三十四。十二味。

火逆下之，因烧针烦躁者，属桂枝甘草龙骨牡蛎汤。第三十五。四味。

太阳病，脉浮而动数，头痛发热，盗汗，恶寒，反下之，膈内拒痛，短气躁烦，心中懊憹，心下因鞕，则为结胸，属大陷胸汤证。第三十六。用前第十方。

伤寒五六日，呕而发热者，小柴胡汤证具，以他药下之，柴胡证仍在者，复与柴胡汤，必蒸蒸而振，却发热汗出而解。若心满而鞕痛者，此为结胸，大陷胸汤主之。但满而不痛者，为痞，属半夏泻心汤。第三十七。七味。

本以下之，故心下痞，其人渴而口燥烦，小便不利者，属五苓散。第三十八。五味。

伤寒中风，下之，其人下利日数十行，腹中雷鸣，心下痞鞕，干呕，心烦，复下之，其痞益甚，属甘草泻心汤。第三十九。六味。

伤寒服药，下利不止，心下痞鞕，复下之，利不止，与理中，利益甚，属赤石脂禹余粮汤。第四十。二味。

太阳病，外证未除，数下之，遂协热而利，利不止，心下痞鞕，表里不解，属桂枝人参汤。第四十一。五味。

下后，不可更行桂枝汤，汗出而喘，无大热者，属麻黄杏子甘草石膏汤。第四十二。四味。

阳明病，下之，外有热，手足温，心中懊憹，饥不能食，但头汗出，属栀子豉汤证。第四十三。用前第七方。

伤寒吐后，腹胀满者，属调胃承气汤证。第四十四。用前第九方。

病人无表里证，发热七八日，脉虽浮数，可下之。假令已下，脉数不

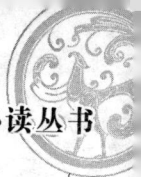

解，不大便者，有瘀血，属抵当汤。第四十五。四味。

本太阳病，反下之，腹满痛，属太阴也，属桂枝加芍药汤。第四十六。五味。

伤寒六七日，大下，寸脉沉而迟，手足厥，下部脉不至，喉咽不利，唾脓血者，属麻黄升麻汤。第四十七。十四味。

伤寒本自寒下，复吐下之，食入口即吐，属干姜黄芩黄连人参汤。第四十八。四味。

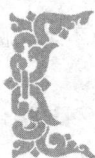

后　记

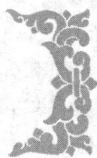

　　本书为白文本《伤寒论》，无医理之阐发，无词义之注释，仅有讹字之校勘，以使文字归之于正，便于初学《伤寒论》者使用。

　　本书以宋本《伤寒论》为底本而校正之。今世所称宋本《伤寒论》，实指明赵开美万历二十七年（1599）刊刻于《仲景全书》中之《伤寒论》。北宋治平二年（1065）刊刻颁行大字本《伤寒论》，字体较大，纸墨价高，民间难以买置，乃于北宋元祐三年（1088）另行刊刻小字本《伤寒论》。南宋及元未闻翻刻大小字本者。赵开美于偶然机遇中得北宋小字本，摹刻于《仲景全书》中，字体字距行格篇段一依元祐版旧式，以逼真原貌，后世尊称赵开美本为宋本《伤寒论》，崇敬之情，无以加也。自赵开美本刊行后，元祐小字本《伤寒论》遂亡。

　　宋本《伤寒论》存世极少。日本枫山秘府藏有一部，日本著名中医文献学家森立之于《经籍访古志》所称之本即此本。台湾故宫博物院、中国中医研究院、沈阳医学院、中山医学院图书馆各藏一部，凡五部。北京图书馆原藏一部，抗战前转移至台湾，今存《仲景全书》缩微胶卷全套。《仲景全书》中《伤寒论》逼近元祐旧观，真书林之奇珍，人间难觏之重宝也。

　　笔者将台湾本与枫山秘府本、中医研究院本详加校读，原以为三书同出一源，不应有异，阅读既毕，乃知不然。日本本

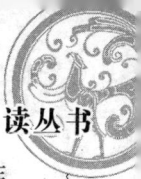

无《伤寒论后序》。有墨丁，如卷七385条"恶寒，脉微（一作
□）而复利，利止亡血也"，"作"下为墨丁，当作"缓"。讹字
较多，如卷三第64条"发汗过多，其人又手自冒心"，"又"字
讹，当作"叉"；卷七《辨可发汗病脉证并治第十六》子目第十
六"温里宜四逆汤（四近汤二味）"，括号内之"近"字当作
"逆"，"二"当作"三"；卷八《辨发汗后病脉证并治第十七》
"阳明病，自汗出，若发汗……宜蜜煎导而通之。若土瓜根及大
猪胆计皆可为导。家煎方"，"计"字误，当作"汁"；"家"字
误，当作"蜜"；同条服法"欲可丸，併手捡作挺"，"捡"字
误，当作"捻"；卷九《辨可下病脉证并治第二十一》十枣汤方
服法"右三味，各异捣筛科已，合治之"，"科"字讹，当作
"秤"，等等。日本本书口黑白交错，颇不一致。上述漏刻、讹
字、墨丁、书口等，台湾本、中国中医研究院本皆加补刻改误，
即在原板木上改其讹字，统一书口，增刻《伤寒论后序》，是为
补刻版。台湾本及中医研究院本卷四有"世让堂翻刻宋版赵氏
家藏印"方型木印牌记，卷五至卷十每卷末皆有"世让堂翻宋
版"方型木印牌记。卷十末页有一行长条木印牌记："长州赵应
期独刻"。上述牌记日本本皆无。这些木印牌记证明，赵开美发
现初刻板有误，请当时著名刻工赵应期在原版木上补刻《伤寒
论后序》，将墨丁补上文字，改正误字，统一书口，刻工乃注明
自己姓名，并声明所用版本为赵氏家藏宋版，而非重新全部刻
板。日本藏本虽然有些讹误，但版本价值甚高；然就文字正确
性观之，台湾本优于日本本，故选用台湾本为底本。沈阳医学
院本、中山医学院本属于初刻抑或补刻，以未之见，不敢言之。

中医研究院图书馆藏本亦为补刻本，与台湾本大同小异。
相异处为：中研院本《平脉法》"脉再举头（一云按投）者，肾
气也。若见损脉来至，为难治（肾谓所胜脾，脾胜不应时）"，
括号内"肾谓所胜脾"五字，与日本本同，而台湾本作"肾为

脾所胜"，是。卷三第 93 条"里未和，然后复下之"，中医研究院本"里未和"作"得里和"，与日本本、台湾本异。笔者不明中研院本既同为补刻本何以有此小异，于是将中研院本作为主校本，日本本作为旁校本。

校对白文本《伤寒论》曾参阅北京中医药大学刘渡舟教授主编《伤寒论校注》（1991 年 6 月人民卫生出版社第一版）。此书是赵开美刊行《仲景全书》后近四个世纪第一次以宋版《伤寒论》为底本加以校注者，所用底本为北京图书馆之《伤寒论》缩微胶卷。近半个多世纪来，美称以宋本《伤寒论》为底本而诠释之作屡见不鲜，然逐一考察，其所据者非宋本，乃恽铁樵侈称之赵开美本。略述如下。

1856 年（日本文政三年）崛川济以枫山秘府《伤寒论》初刻本为底本而摹刻之。多纪元坚云："余弟子崛川济，勤学好古，每患此经世无善本，乃影摹刊印，以播于世，于是宋校之旧，复发韬光。"该本与初刻本基本同，改正初刻本一些讹字，于经文旁增加日文反点符号，以便日人阅读汉文，时称佳本。1923 年 11 月恽铁樵以安政本为底本于上海云南路新汇里铁樵寓所照相影印发行，每部售价大洋 6 元，于封面题"影印伤寒论   赵开美刻本"，削去日文反点符号，时人趋购之。1946 年 10 月中医文献学家叶橘泉先生为免鱼砆乱玉、鱼目混珠，乃于《康平本伤寒论序》中云："明万历间，虞山赵开美得宋本，遂复刻之，文字端好，颇存治平之旧。赵刊至今又三四百年，其书已稀如星凤，除东国枫山秘府藏有一部外，国内唯吾友范行准先生有其书。至民国初年，恽铁樵氏影印《伤寒论》，号称赵开美本，实则原本为日本安政间崛川济氏据秘府藏本所复刻者，恽氏固未见赵刻原书耳。"近半个世纪凡称据宋本新辑译释者，所据皆为恽铁樵本，观卷七第 385 条"恶寒脉微（一作□）而复利"句，"作"下依然为墨丁，其证至明也。

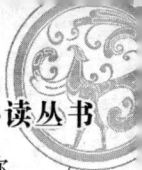

　　总之，本书以台湾故宫博物院图书馆藏本为底本（亦可称以北京图书馆缩微胶卷为底本），以中国中医研究院本为主校本，以日本枫山秘府本为参校本，以刘渡舟校注本为旁校本。

　　宋本《伤寒论》云："证外合三百九十七法，除复重，定有一百一十二方"，则"证"与"法"，界畔分明，不容混计。赵开美本将子目分别置于第五篇《辨太阳病脉证并治上》至第二十二篇《辨发汗吐下后病脉证并治》每篇经文之前（其中第十八篇第十九篇无子目）。当今通行计条方法为从《太阳上》第五篇"太阳之为病，脉浮，头项强痛而恶寒"计起为第1条，至《辨阴阳易差后劳复》第十四篇之"病人脉已解，而日暮微烦，以病新差，人强与谷，脾胃气尚弱，不能消谷，故令微烦，损谷则愈"止为第398条，将"证"与"法"混漫计之，复不计第十五篇至二十二篇之"可"与"不可"之证数与法数，与《伤寒论序》原意大相舛驰，佝其初衷。如此分条，仅便称说，无当研读。"证"之与"法"，简言之，"无方曰证，有方曰法"。条文无方者称为"证"，条文有方者称为"法"。统计"法"与"证"，必须连同"可"与"不可"之"证"与"法"一同计之。《伤寒论》原始结构为条列于前，方汇于后，即前面汇集《伤寒论》条文，条文之后为方剂。经文与方剂分置，不便临证。孙思邈《千金翼方》指出："旧法方证，意义幽隐，乃令近智所迷，览之者造次难悟，中庸之士，绝而不思，故使闾里之中，岁致夭枉之痛，远想令人慨然无已。今以方证同条，比类相附，须有检讨，仓促易知。"林亿孙奇等遵孙思邈遗意，亦使方证同条，比类相附，首创子目，分置篇前。子目核心作用为分辨何者为证、何者为法。依此可统计出397法所在。成无己不明子目深刻含义，以为赘文而删之，是以后人罕见之。刘渡舟校注本以北京图书馆所藏《伤寒论》缩微胶卷为底本，第一次将子目收于书中。子目绝非赘文，它对研究《伤寒论》颇有意义。本书为白文本，

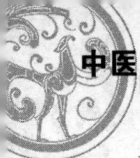

意在为初学提供一个文字准确可靠读物，研究子目与经文之关系非为急务，乃将子目从各篇之前移置卷末，集中放置，且标以原在何篇，如此处置，无伤宋本原貌，亦宜初学者阅读。

钱超尘

北京中医药大学　2005 年 3 月

方 剂 索 引

二画

十枣汤　60，143

三画

干姜附子汤　40，153
干姜黄芩黄连人参汤　97，163
大青龙汤　37，114
大承气汤　72，92，128，137，
　140，156
大柴胡汤　47，56，127，139，
　159
大陷胸丸　55
大陷胸汤　56，144，154
大黄黄连泻心汤　60，155
小青龙汤　37，115
小建中汤　47
小承气汤　72，99，138，143，
　156
小柴胡汤　36，46，58，75，81，
　100，106，115
小陷胸汤　57

四画

五苓散　42，57，78，104，117，
　126，161
乌梅丸　94
文蛤散　57

五画

去桂加白术汤　65
甘草干姜汤　30，123
甘草汤　89
甘草附子汤　66
甘草泻心汤　61，138，161
四逆加人参汤　103
四逆汤　31，45，75，92，96，
　104，112，124，157
四逆散　91
生姜泻心汤　61，126
白头翁汤　98
白虎加人参汤　29，64，74，123，
　155
白虎汤　66，73，95，156
白通加猪胆汁汤　90
白通汤　90
白散　58
瓜蒂散　63，96
半夏泻心汤　60，160
半夏散及汤　90

方剂索引

六画

芍药甘草汤　31，123
芍药甘草附子汤　41，125
当归四逆加吴茱萸生姜汤　96
当归四逆汤　95，138
竹叶石膏汤　106

七画

赤石脂禹余粮汤　62，161
吴茱萸汤　78，89，99
牡蛎泽泻散　106
附子汤　88
附子泻心汤　61

八画

苦酒汤　90
抵当丸　52，142
抵当汤　51，77，141，162
炙甘草汤　66

九画

茵陈蒿汤　77，142
茯苓甘草汤　42，97，126
茯苓四逆汤　42，153
茯苓桂枝甘草大枣汤　41，125
茯苓桂枝白术甘草汤　41，153
枳实栀子豉汤　106
栀子干姜汤　44，158
栀子甘草豉汤　43，153
栀子生姜豉汤　43，154
栀子厚朴汤　44，158
栀子豉汤　43，74，99，153
栀子檗皮汤　80
厚朴生姜半夏甘草人参汤　41，125

十画

真武汤　44，91，126
桂枝二麻黄一汤　28，122
桂枝二越婢一汤　29
桂枝人参汤　63，162
桂枝去芍药加附子汤　27，157
桂枝去芍药加蜀漆牡蛎龙骨救逆汤　49
桂枝去芍药汤　27，157
桂枝去桂加茯苓白术汤　30，152
桂枝甘草龙骨牡蛎汤　51，160
桂枝甘草汤　41，125
桂枝加大黄汤　86
桂枝加芍药生姜各一两人参三两新加汤　40，124
桂枝加芍药汤　86，163
桂枝加附子汤　27，122
桂枝加厚朴杏子汤　38，111，158
桂枝加桂汤　50，113
桂枝加葛根汤　26，113
桂枝汤　26，38，76，85，99，104，110，122，145，152
桂枝附子汤　65
桂枝麻黄各半汤　28，152
桔梗汤　90
桃花汤　89
桃核承气汤　48，144
柴胡加龙骨牡蛎汤　48，159
柴胡加芒消汤　48，159
柴胡桂枝干姜汤　59，155
柴胡桂枝汤　59，116，128
烧裈散　105
调胃承气汤　31，42，71，123，144，154

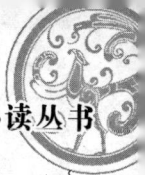

通脉四逆加猪胆汤　105
通脉四逆汤　91，98

十一画

理中丸　104，106
黄芩加半夏生姜汤　64
黄芩汤　64
黄连汤　65
黄连阿胶汤　88
猪苓汤　74，92
猪肤汤　89
麻子仁丸　78
麻黄升麻汤　97，163
麻黄汤　36，76，111，124

麻黄杏子甘草石膏汤　62，124，162
麻黄杏仁甘草石膏汤　40
麻黄连轺赤小豆汤　80
麻黄附子甘草汤　88，117
麻黄细辛附子汤　88
旋覆代赭汤　62，155

十二画

葛根加半夏汤　35，114
葛根汤　35
葛根黄芩黄连汤　36，114，157

十四画

蜜煎　76，127，139

方剂索引